Obesidad:
La Otra Pandemia del Siglo XXI

OBESIDAD:
LA OTRA PANDEMIA DEL SIGLO XXI

ISBN Edición impresa: 978-956-6210-00-9
ISBN Edición digital: 978-956-6210-01-6

EDITORAS: Ada Cuevas, Donna Ryan.
DIAGRAMACIÓN: Edith Cornejo, Carolina Zúñiga.
DISEÑO DE PORTADA: Josefina Gajardo.

Obesidad:
La Otra Pandemia del Siglo XXI

ADA CUEVAS | DONNA RYAN
EDITORAS

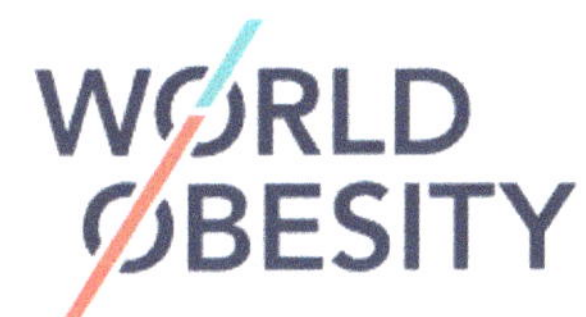

Queremos expresar nuestros sinceros agradecimientos a Claudia Batz, y Julian Jones quienes han trabajado incansable y constantemente en el desarrollo de este libro, desde su formulación hasta su producción.

Además, agradecemos a Leonardo Farkas, quien nos apoyó desinteresadamente para la realización de este proyecto educativo en beneficio de todas las personas que viven con obesidad.

Dedicamos este libro a todos aquellos pacientes que vivieron con obesidad y que han fallecido durante la pandemia COVID-19.

CONTENIDO

Prólogo

La epidemia de obesidad es reconocida como uno de los problemas de salud pública más importantes que enfrenta el mundo en la actualidad y afecta a un número cada vez mayor de personas. Inicialmente, era considerada un problema de salud, mayoritariamente, de países de altos ingresos, sin embargo, en la actualidad, el principal incremento y las prevalencias más altas de obesidad, se observan en países de ingresos bajos y medios en los cuales aún prevalece la desnutrición, por lo cual se ven afectados por un doble problema de malnutrición.

La prevalencia mundial de la obesidad casi se triplicó entre 1975 y 2016. De acuerdo a datos de la Organización Mundial de la Salud, en el año 2016, 2000 millones de adultos tenían sobrepeso, de los cuales 650 millones vivían con obesidad. Si las tendencias actuales continúan, se estima que para el año 2025, 2700 millones de adultos tendrán sobrepeso, más de 1000 millones obesidad y 177 millones de adultos estarán gravemente comprometidos por esta enfermedad. Las mismas tendencias se esperan para los niños y adolescentes.

Al mismo tiempo, los grandes avances en la investigación de los factores que regulan el peso corporal, han incrementado el reconocimiento de la obesidad como una enfermedad crónica y recidivante, y no solo como consecuencia de malos hábitos de estilo de vida. Así, hoy sabemos que la obesidad es el resultado de la confluencia e interacción de múltiples factores causales o "raíces", tales como: factores genéticos, biológicos, psicológicos, nutrición, actividad física, disponibilidad de alimentos, estrés, entre otros. Desafortunadamente, a pesar de esto, los pacientes que viven con obesidad son frecuentemente estigmatizados y discriminados por la sociedad e incluso, por los profesionales de la salud. Esto, no solo retrasa y dificulta su tratamiento, sino que también afecta negativamente la salud mental y el bienestar de las personas que la padecen.

Por esto, hemos desarrollado este nuevo libro con un enfoque más amplio y transversal. Cubrimos las teorías antropológicas y las causas de la obesidad, la obesidad a lo largo de la vida, las alternativas terapéuticas, los sistemas alimentarios y el estigma. También incluimos un capítulo que aborda el impacto de la pandemia por COVID-19 en las personas que viven con obesidad.

Esperamos, de esta manera, contribuir al conocimiento de todos los actores involucrados, lo que esperamos contribuya al desarrollo de estrategias de trabajo conjuntas y multidisciplinarias. Dichas estrategias deben involucrar, no solo a los profesionales de la salud, sino también a las autoridades, educadores, productores de alimentos, medios de comunicación, pacientes y sus familias, para así poder prevenir y tratar, adecuadamente, esta otra epidemia mundial.

JOHANNA RALSTON
CEO World Obesity Federation

ADA CUEVAS
Editor

1 Raíces ancestrales de la obesidad

Ada Cuevas
Centro Avanzado de Medicina Metabólica y
Nutrición (CAMMYN). Facultad de Medicina,
Universidad Finis Terrae. Santiago, Chile

Alberto Maiz
Departamento de Nutrición, Diabetes y
Metabolismo. Facultad de Medicina
Pontificia Universidad Católica de Chile,
Santiago, Chile

Introducción

La prevalencia de obesidad ha aumentado, dramáticamente, en los últimos 30 años, siendo considerada, actualmente, una epidemia global y uno de los más importantes desafíos para distintas organizaciones de salud. En el año 2008, por primera vez en la historia del Homo Sapiens, el número de personas que vivía con obesidad a nivel mundial, sobrepasaba el número de personas que sufren inanición y desnutrición. Actualmente, más de 1,9 billones de adultos tienen sobrepeso, de los cuales más de 600 millones padecen obesidad. Además, la obesidad también ha aumentado en la población infantil y actualmente, un 10% de los niños en el mundo presenta sobrepeso u obesidad.

Inicialmente, la obesidad era un problema de países más desarrollados y con mayores ingresos, sin embargo, hoy en día se ha expandido e incrementado en países de bajos y medianos ingresos, donde muchas veces coexiste la desnutrición, condicionando una doble carga de mal nutrición en estos países.

Las raíces de la obesidad son multifactoriales, incluyendo factores genéticos, biológicos, económicos, ambientales, psicológicos, entre otros. En este capítulo se discute el posible rol de factores ancestrales y evolutivos en las alarmantes tasas de obesidad en el mundo actual.

Obesidad en la historia de la humanidad

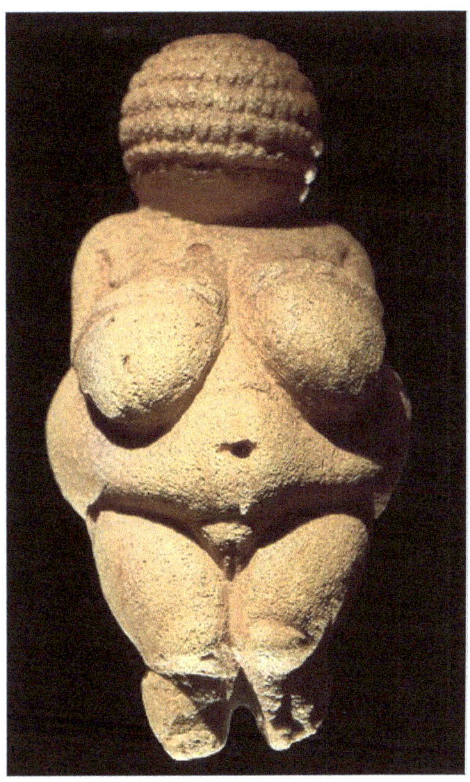

Venus de Willendorf (28.000-25.000 a.C.), Naturhistorisches Museum Wien, Viena.

En general, la historia de la humanidad ha sido marcada por épocas de hambrunas y desnutrición, lo que nos puede hacer pensar que la obesidad no existía en épocas ancestrales, pero existen ciertas evidencias de que la obesidad ya existía desde la Edad de Piedra. Se han encontrado imágenes y estatuas, de la época paleolítica superior, de cuerpos corpulentos, con gran cantidad de tejido adiposo en abdomen y mamas, que han hecho suponer que las personas que realizaron estas artes veían estas figuras humanas en la vida real (Figura Venus de

Willendorf). No obstante, la obesidad fue una condición muy infrecuente hasta mediados del siglo XX y se observaba, principalmente, en las clases más pudientes. A fines del siglo XVIII, la revolución industrial produjo grandes cambios tecnológicos y agrícolas que aumentaron la producción de alimentos y hacia mediados del siglo XIX, Europa y USA disponían de alimentos para gran parte de sus poblaciones, con la consecuente reducción de la desnutrición y aumento del sobrepeso y la obesidad. Sin embargo, debido a las dos guerras mundiales y la gran depresión económica, el mayor aumento de la obesidad empezó hacia la segunda mitad del siglo XX, en que los países más ricos y desarrollados disponían de gran cantidad de alimentos altamente energéticos y fácilmente disponibles para la mayoría de la población, generando el incremento explosivo de la obesidad que hemos observado en las últimas tres décadas y que se ha expandido hacia los países en desarrollo.

Bases evolucionarias de la obesidad

Hipótesis del genotipo ahorrador

En el año 1960, JV Neel propuso la hipótesis del genotipo ahorrador, que plantea que las poblaciones se diferencian genéticamente en su predisposición a almacenar energía como grasa de acuerdo a su exposición ancestral a ciclos de hambruna y abundancia de alimentos. De acuerdo a esta hipótesis, aquellas personas que experimentaban frecuentes periodos de hambruna, desarrollaron el genotipo ahorrador, que podía aumentar la supervivencia y reproductividad por una mejor capacidad para ahorrar energía. Este genotipo permite acumular la mayor cantidad de grasa posible durante los periodos de abundancia de alimentos, a modo de contar con reservas que les permitiese sobrevivir y reproducirse en las épocas de escasez de alimentos. Sin embargo, la discordancia de la vida ancestral y la época moderna serían causante, al menos en parte, de la actual epidemia de obesidad.

Una visión alternativa, planteada por Speakman en el año 2007, llamada hipótesis de la liberación de la predación o genotipo derivador, sostiene que durante los tiempos en que existía la predación prevalecían aquellos genes que conferían velocidad, agilidad y delgadez, y por el contrario se anulaban aquellos genes vinculados al almacenamiento de energía. Posteriormente, desaparecida la amenaza de depredación, se habrían expresado aquellos genes que favorecían la acumulación de energía y que podrían promover la obesidad.

Hipótesis de Barker (Fenotipo ahorrador)

Otra hipótesis que pretende explicar las altas tasas de obesidad en la vida actual fue propuesta por Barker en los años 80. Esta hipótesis, plantea que factores ambientales negativos, principalmente, desnutrición durante la vida fetal, pueden influir en el desarrollo de obesidad y diabetes en la vida adulta. De acuerdo a esta teoría, la mal nutrición en útero, produce retardo del crecimiento intrauterino y bajo peso del recién nacido, el cual desarrollará en la vida intrauterina, de compensación metabólica consistentes en mayor capacidad de almacenamiento de tejido adiposo y menor oxidación periférica de la glucosa.

La hipótesis del fenotipo ahorrador es sustentada por la epigenética, que postula que factores ambientales durante la vida fetal generan señales al organismo para prepararse en la vida postnatal. Así, una madre embarazada, expuesta a un ambiente nutricional adverso, llevará al feto en gestación a adaptaciones que le permitirían sobrevivir en similares condiciones adversas nutricionales, principalmente, por una mayor capacidad de acumular tejido adiposo. Sin embargo, este desarrollo adaptativo enfrentado a la vida moderna, predispondrá al individuo a un mayor riesgo de obesidad, diabetes y enfermedades cardiovasculares.

Por otra parte, el estado nutricional y la salud metabólica de la madre durante el embarazo, puede afectar el peso de los niños al nacer; hijos de madres con obesidad o diabetes gestacional mal controlada pueden tener un riesgo mayor de desarrollar obesidad y otras enfermedades metabólicas en su vida adulta.

La programación epigenética funciona por metilación y acetilación del ADN, modulación de las histonas y del tiempo de replicación del ADN, procesos que pueden generar cambios en la expresión genética que podrían aumentar el riesgo de obesidad a nivel trans-generacional.

Hipótesis de la Evolución Adaptativa del Hombre

Otra de las hipótesis sobre la epidemia de la obesidad, se ha basado en la evolución del hombre y la selección natural. De acuerdo a estos principios, la actual epidemia de obesidad representaría una discordancia entre el ambiente actual y el desarrollo de una capacidad adaptativa para almacenar mayor cantidad de tejido adiposo.

Esta hipótesis, plantea que los primeros humanos datan de alrededor de 1.8 a 2 millones de años atrás en África, y que distintos procesos evolutivos y adaptativos llevaron a cambios que generaron una mayor disponibilidad energética. Así, el desarrollo encefálico, el aumento del tamaño corporal y la migración hacia zonas más frías, produjo cambios que permitieran una mayor reserva y disponibilidad energética. El Homo sapiens, originario de África, fue capaz de adaptarse y sobrevivir a diferentes tipos de hábitats con gran capacidad de supervivencia y reproducción, y lograr un eficiente sistema de almacenamiento energético, era fundamental para este propósito.

En la época paleolítica, el hombre realizaba una gran cantidad de actividad física y se alimentaba, principalmente, de alimentos que obtenía de la caza de animales y vegetales, con bajo consumo de grasas, siendo la capacidad de almacenar energía fundamental para la supervivencia y la reproducción. Este patrón de estilo de vida cambió en la época neolítica con la aparición de la agricultura, domesticación de animales, aumento de la población y cambios dietarios con un significativo mayor consumo de alimentos con mayor contenido de carbohidratos (arroz, maíz, papas, cebada), pero bajo consumo de proteínas y un estilo de vida más sedentario, en comparación a la época paleolítica. Existen evidencias de que fue un periodo con enfermedades infecciosas, hambruna y desnutrición, y se ha planteado que sería el periodo en que se desarrolló el gen ahorrador. Además, la presencia de enfermedades por infecciones y mala nutrición puede también tener un rol en la evolución del genotipo ahorrador.

Durante los siglos XX y XXI se produjeron dramáticos cambios tecnológicos, urbanización y modernización con un consecuente cambio en nuestro estilo de vida, una reducción de las enfermedades infecciosas, y un incremento de las enfermedades crónicas no transmisibles. Es decir, en un periodo corto de tiempo, se produjo un dramático cambio en nuestro patrón de alimentación, caracterizado por gran disponibilidad de alimentos altamente calóricos, principalmente altos en azucares y grasas y muy baja actividad física, consecuencia de grandes avances tecnológicos que han llevado a un gran sedentarismo de la población, a nivel global. Esto llevó a establecer condiciones ambientales que han favorecido el aumento explosivo de la obesidad y complicaciones metabólicas asociadas.

Si bien ninguna de las hipótesis planteadas es absolutamente certera en explicar la actual epidemia de obesidad, es posible pensar que todas ellas, ya sea en forma aislada o sinérgica, puedan tener algún rol etiopatogénico. Es posible que el genotipo ahorrador y/o la evolución adaptativa del ser humano, produjeran cambios a largo plazo (cientos o miles de años) que predispondrían genéticamente a la obesidad, en cambio el fenotipo ahorrador (hipótesis de Barker) o cambios epigenéticos generarían adaptaciones de corto plazo que favorecen el desarrollo de la obesidad y las complicaciones asociadas de una generación a otra. Así mismo, el impacto de las alteraciones epigenéticas en el peso corporal se manifestaría en individuos predispuestos genéticamente a desarrollar obesidad. Por lo tanto, variaciones genéticas y epigenéticas pueden modificar los fenotipos de adiposidad corporal y generar variaciones entre individuos. Por otra parte, los factores hereditarios relacionados a la obesidad, pueden ser modulados por factores ambientales, tales como nuestra dieta, actividad física, alteraciones del sueño, estrés y otros.

Así, la obesidad ha alcanzado proporciones epidémicas a nivel mundial y casi se ha triplicado en todo el mundo entre 1975 y 2016. Según datos de la Organización Mundial de la Salud, en 2016 más de 1,9 billones de adultos tenían sobrepeso, y de estos más de 650 millones vivían con obesidad. Esto, principalmente, como consecuencia de nuestro estilo de vida moderno que promueve bajos niveles de actividad física, conductas sedentarias y alto consumo de alimentos ricos en energía (grasas, azúcar y almidones). En este entorno, es muy difícil evitar la ganancia de peso, ya que estamos programados genética y naturalmente para almacenar el exceso de alimentos en forma de grasa corporal y, una vez que hayamos ganado peso, resulta muy difícil perderlo.

Por lo tanto, todos estos aspectos son importantes a considerar al desarrollar estrategias preventivas y terapéuticas para la obesidad, las cuales deben ser implementadas muy tempranamente y durante toda la vida.

Referencias

1. Barker DJP, Clark PM. Fetal under-nutrition and disease in later life. Rev Reprod 1997; 2:105-112.

2. Neel V. Diabetes mellitus: a thrifty genotype rendered detrimental by progress? Am J Hum Genet 1962; 14:353-362.

3. Kirchengast S. Diabetes and Obesity-An evolutionary Perspective. AIMS Medical Science 2017;4(1):28-51.

4. Gluckman PD, Hanson MA. Developmental and Epigenetic Pathways to Obesity: An evolutionary Developmental Perspective. Int J Obesity 2008; 32: S62-S71.

5. Qasim A, Turcotte M, J de Souza R, et al. On the origin of obesity: identifying the biological, enviromental and cultural drivers of genetic risk among human populations. Obesity Reviews 2018; 19:121-149.

2 El impacto de dos pandemias para la salud humana

Donna Ryan
Profesora emérita
Centro de Investigación Biomédica de Pennington
Baton Rouge, Luisiana
EE.UU

Introducción y antecedentes de dos pandemias: la obesidad y la COVID-19

En 2020, dos pandemias acapararon la atención de todo el mundo. Cuando la COVID-19 azotó el mundo, muy pronto quedó claro que las personas con obesidad eran más susceptibles de sufrir problemas graves si se infectaban con el virus SARS-CoV-2. Se ha dicho que la pandemia de la COVID-19 fue como una radiografía de nuestros sistemas de atención médica: dejó al descubierto todos los problemas y las vulnerabilidades subyacentes. De hecho, resaltó el problema de la obesidad, que había sido ignorado durante demasiado tiempo.

Epidemiología y repercusiones de la obesidad: una perspectiva global

A finales de la década de 1980, se detectaron por primera vez en los países de ingresos más altos aumentos dramáticos en las tasas de prevalencia de la obesidad, definida a nivel poblacional como un IMC superior a 30 kg/m^2. Desde entonces, las tasas de sobrepeso y obesidad también han aumentado drásticamente en los países de ingresos bajos y medios, especialmente en los entornos urbanos; hoy en día, la enfermedad crónica recidivante de la obesidad se considera una pandemia. En el mundo hay 2000 millones de personas que viven con obesidad o con sobrepeso, incluidos 124 millones de niños, y se prevé que estas

Figura 1. *Reducción de la esperanza de vida en años debido al sobrepeso y la obesidad entre 2020 y 2050 por país miembro de la OCDE, el G20 o la UE 28.*

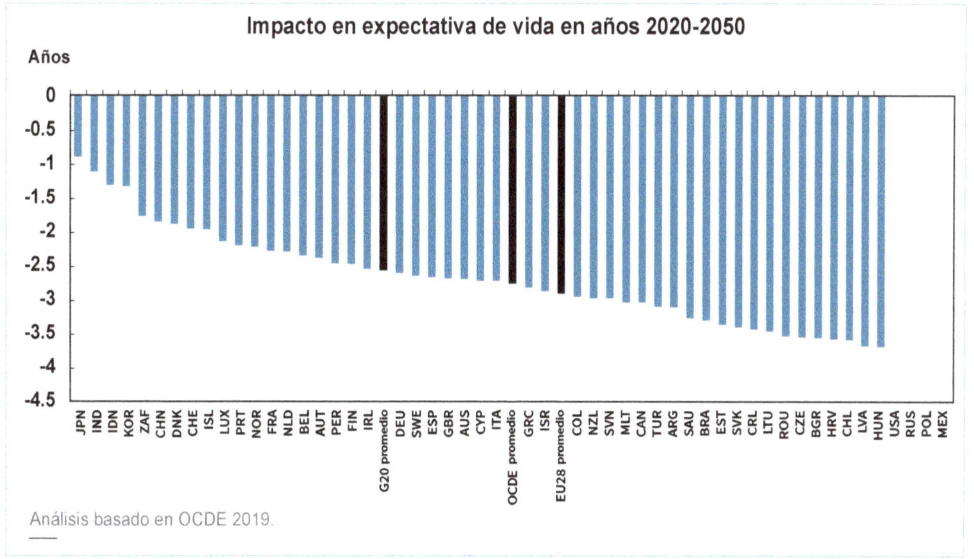

cifras sigan aumentando. En todo el mundo, más de 3 millones de personas mueren al año a causa del sobrepeso y la obesidad, una cifra superior al número de personas que mueren por bajo peso.

Es importante comprender las repercusiones del aumento de las tasas de obesidad en todo el mundo. La Organización para la Cooperación y el Desarrollo Económicos ha publicado recientemente una perspectiva sobre las repercusiones de la obesidad en los países miembros, los países del G20 y los países de la UE 28. El efecto dramático del incremento en las tasas de obesidad invierte el aumento de la esperanza de vida que se había logrado anteriormente. En la Figura 1, se muestra la reducción de la esperanza de vida a causa de la obesidad en esos países.

La obesidad no solo afecta la esperanza de vida. Los costos de la obesidad son económicos y sociales, ya que esta enfermedad crónica tiene repercusiones negativas en el capital humano global. Dado que la obesidad es una de las causas de la diabetes de tipo 2, las enfermedades cardiovasculares, el cáncer y otras enfermedades crónicas, la obesidad afecta los presupuestos de salud. En 2050, el tratamiento de las enfermedades causadas por la obesidad costará un promedio del 8,4% del gasto de salud total (cifra neta del gasto en atención a largo plazo). Estados Unidos dedicará casi el 14% de su presupuesto de salud a la obesidad y al sobrepeso, mientras que Estonia dedicará menos del 5%. No obstante, las repercusiones de la obesidad no se limitan al capital gastado en asistencia de sanitaria. La obesidad también puede provocar la pérdida de productividad, el ausentismo laboral, una menor productividad en el trabajo y un mayor riesgo de discapacidad permanente. Además, a medida que aumenta la gravedad de la obesidad, los costos y las pérdidas indirectas ascienden de forma similar.

Dada la crisis mundial que supone el aumento de las tasas de obesidad y los costos de atención médica y de personas con discapacidad derivados, es necesario comprender por qué los enfoques de prevención y tratamiento de la obesidad han planteado tantos retos. De hecho, ningún país ha conseguido reducir las tasas de obesidad en adultos. ¿Por qué no podemos educar a la población para que coma sano y haga más ejercicio? El principal problema con la obesidad es que la fisiología que gobierna el peso corporal se ha visto alterada por el entorno moderno. Veremos esto con más detalle en el capítulo 3.

Una vez que el sobrepeso y la obesidad se desarrollan en los adultos, son muy difíciles de revertir. La pérdida de peso va casi siempre acompañada de una recuperación. Eso se debe a la respuesta fisiológica del cuerpo frente a la reducción de la masa grasa. El cuerpo defiende su estado de mayor acumulación de masa grasa y se marca un «punto fijo» del peso corporal. Se trata de un importante mecanismo que resiste la pérdida de peso y favorece el aumento de peso después de una baja exitosa. En la Figura 2, vemos que la «fuerza de voluntad» para comer menos está en constante conflicto con las señales fisiológicas que,

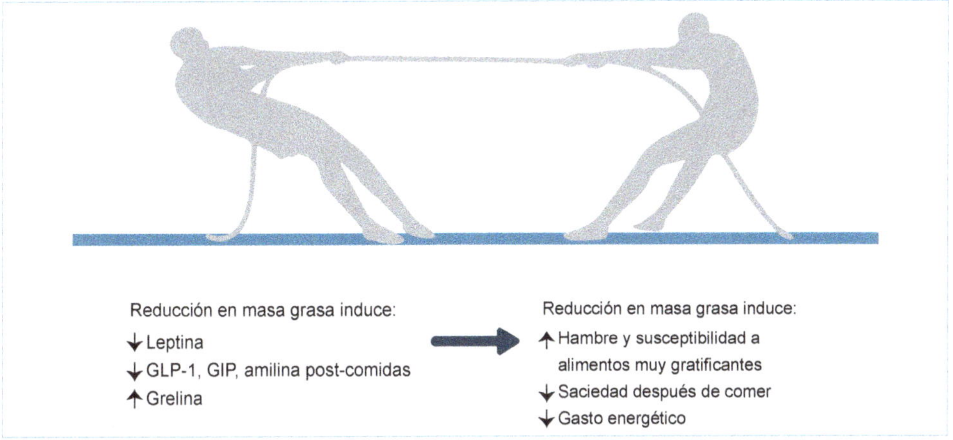

Figura 2. *Fuerza de voluntad versus adaptaciones biológicas. Una reducción de la masa grasa produce adaptaciones tales como mayor hambre y reducción del gasto energético, con un aumento de la ingesta. Esto es denominado adaptación biológica a la baja de peso.*

una vez que se inicia la pérdida de peso, promueven el hambre, reducen la saciedad y disminuyen el gasto energético. Por lo tanto, estas potentes señales hacen que sea muy difícil revertir la obesidad.

No obstante, debemos seguir intentando hacer frente al entorno alimentario y de actividad física. Si conseguimos que los comportamientos saludables se conviertan en la opción habitual, podremos tener éxito en la prevención de la obesidad. De hecho, como se comenta en otros capítulos de este libro, ha sido posible reducir las tasas de obesidad infantil mediante el fomento de medidas ambientales integrales, entre las que se incluyen el etiquetado nutricional en la parte frontal del envase, la prohibición de promover alimentos poco saludables a los niños, la reformulación de los alimentos, el aumento de la actividad física en las escuelas y los cambios en el entorno físico para promover estilos de vida más activos. Estas medidas han demostrado ser útiles para la prevención de la obesidad. Pero, si queremos abordar con éxito la obesidad como vía para mejorar la salud, también se necesitan enfoques de los sistemas de salud. La resistencia biológica a la pérdida de peso y la propensión a la recuperación pueden superarse con técnicas conductuales especiales, cirugía bariátrica y nuevos medicamentos.

Epidemiología y repercusiones de la COVID-19

El 31 de diciembre de 2019, se informó una neumonía de causa desconocida en Wuhan (China). El 12 de enero de 2020, China compartió la secuencia genética de un nuevo coronavirus, ahora llamado SARS-CoV-2. Se cree que este virus, al igual que los anteriores coronavirus causantes de enfermedades (MERS y SARS), pasó de los animales a los seres humanos, siendo los murciélagos el principal vehículo. Desde

Figura 3. Edad y riesgo de hospitalización y muerte con COVID-19 (índices en comparación con las personas de entre 18 y 29 años)

	Hospitalización	Muerte
18-29 años	Grupo de comparación	Grupo de comparación
30-39 años	2 veces superior	4 veces superior
40-49 años	3 veces superior	10 veces superior
50-64 años	4 veces superior	30 veces superior
65-74 años	5 veces superior	90 veces superior
75-84 años	8 veces superior	220 veces superior
Más de 85 años	18 veces superior	630 veces superior

entonces, la enfermedad viral, denominada COVID-19 (por el término en inglés COrona VIrus Disease 2019) se ha propagado por cinco continentes del mundo a través de la interacción entre seres humanos. Hasta fines de enero del 2022, había más de 350 millones de casos confirmados en todo el mundo y más de 1,7 millones de muertes.

Características clínicas de la COVID-19

Mientras que el 40% o más de los casos son asintomáticos, la presentación típica de la COVID-19 es una enfermedad similar a la gripe, aunque también pueden manifestarse pérdida del olfato y del gusto, síntomas gastrointestinales o síntomas neurológicos. El informe de 2021 del Consorcio Internacional de Infecciones Respiratorias Agudas y Emergentes (ISARIC) sobre 60 109 casos hospitalizados de COVID-19 en 43 países encontró que los tres síntomas más comunes al ingreso fueron antecedentes de fiebre (68,7% de los pacientes), tos (68,5%) y/o disnea (65,8%), y que el 92% de los ingresados presentaba una o más de ellas. Los síntomas adicionales de COVID-19 al ingreso incluyeron fatiga (46,4%), confusión (27,3%), dolor muscular (20,1%), diarrea (19,1%), náuseas y vómitos (18,8%), dolor de cabeza (13,0%), dolor de garganta (10,5%), pérdida o alteración del sentido del gusto (7,2%) o del olfato (6,2%). Los adultos mayores de 60 años, los niños y las mujeres con COVID-19 tienen menos probabilidades de presentar síntomas típicos. Las náuseas y los vómitos son presentaciones atípicas comunes para los menores de 30 años. La confusión es una presentación atípica frecuente de la COVID-19 en adultos mayores de 60 años.

Riesgo de COVID-19 grave

Los adultos de edad avanzada presentan un riesgo mayor de sufrir síntomas graves. En Estados Unidos, 8 de cada 10 muertes por COVID-19 se produjeron en personas de más de 65 años. El efecto de la edad en el riesgo de hospitalización y muerte se representa en la Figura 3.

Ciertas enfermedades subyacentes también pueden incrementar el riesgo de padecer síntomas graves de la COVID-19. Entre estas se incluyen el cáncer, la enfermedad renal crónica, la enfermedad pulmonar crónica, el síndrome de Down, las enfermedades cardíacas (insuficiencia cardíaca, enfermedad coronaria o cardiomiopatías), el estado inmunodeprimido de pacientes con trasplante de órganos sólidos, el embarazo, la enfermedad de células falciformes, el tabaquismo, la diabetes tipo 2 y la obesidad (IMC $\geq$30 kg/m^2).

La obesidad y la gravedad de la COVID-19

Un meta-análisis realizado a inicios de la pandemia de COVID-19, cuantificó el efecto de la obesidad (IMC $\geq$30 kg/m^2) en los síntomas graves por COVID-19. En las personas con obesidad, el riesgo de

hospitalización aumenta en un 113%, de requerir cuidados intensivos en un 74%, de recibir ventilación mecánica en un 66% y de morir en un 48%, en comparación con las personas de peso normal. Además, cuanto mayor es el IMC, mayor es el riesgo. Estas relaciones se ilustran en la Figura 4. Además, mientras que el IMC mide el tamaño del cuerpo y lo relaciona a nivel poblacional con la grasa corporal total, el riesgo de sufrir síntomas graves de la COVID-19 puede estar específicamente relacionado con la acumulación de grasa visceral y ectópica. En las poblaciones de Asia, al utilizar los umbrales específicos de Asia para definir la obesidad (IMC >25 kg/m^2), se mantiene esta asociación con los síntomas graves de la COVID-19.

La relación entre la obesidad y los resultados adversos de la COVID-19 es independiente y existe en todos los grupos de edad. Además, cuanto mayor sea el IMC, mayor será el riesgo de hospitalización, ventilación mecánica invasiva, ingreso en la UCI y muerte, en todos los grupos de edad. Esto se ilustra en la siguiente Figura

Figura 4. *Relación entre obesidad (IMC>30kg/m^2) y eventos adversos con Covid-19. Resultado de Meta-análisis de 75 artículos evaluando la relación entre obesidad y Covid-19.*

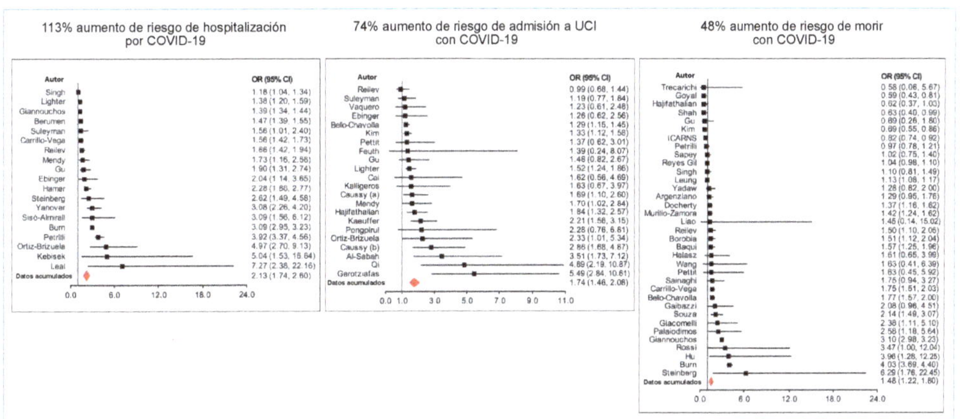

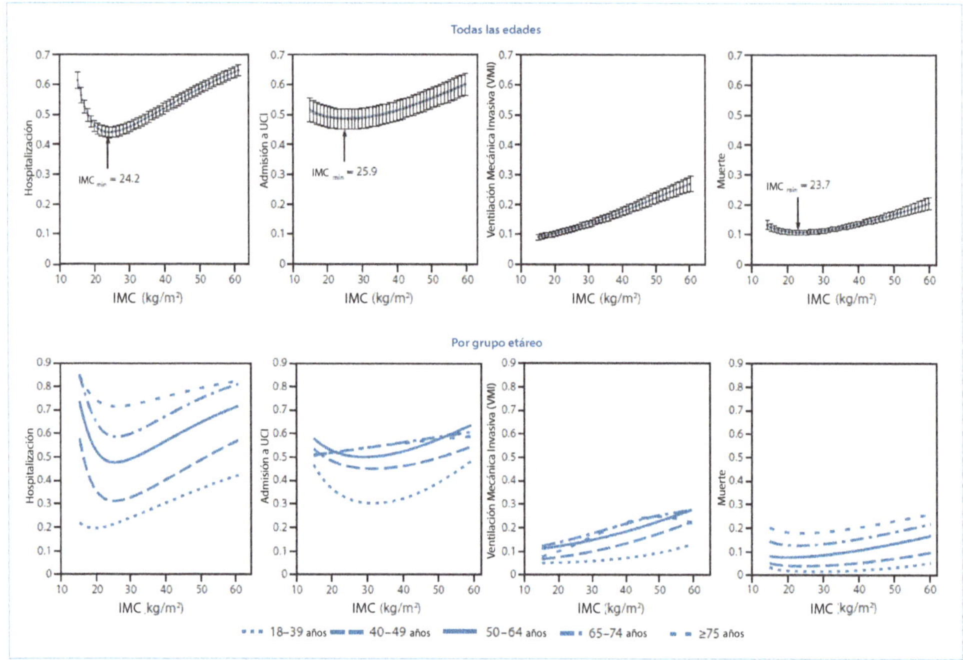

Figura 5. *Relación entre el IMC y los resultados de COVID-19 (hospitalización, ingreso en UCI, ventilación mecánica invasiva y muerte) en 231 hospitales de EE. UU. 4/1/20 - 12/31/20*

5 con datos de 231 hospitales de EE. UU.

Mecanismos biológicos subyacentes

Son muchos los mecanismos hipotéticos propuestos a los que se puede deber la asociación entre el exceso anómalo de grasa corporal y los síntomas graves de la COVID-19. La estigmatización puede ser un factor importante, ya que se sabe que las personas con obesidad tienden a retrasar el tratamiento médico. Otros factores que pueden desempeñar un papel en las personas con un tamaño corporal mayor son la falta de acceso a equipos de diagnóstico debido a las restricciones de tamaño y la dificultad para adoptar la posición decúbito prono, que se utiliza para mejorar la ventilación pulmonar. El ACE-2, el receptor que permite la entrada celular del virus, se expresa en mayor número en el epitelio bronquial en la obesidad. El tejido adiposo también expresa ACE-2 y, por lo tanto, la grasa puede servir como reservorio viral. Se cree que los lipofibroblastos pulmonares están relacionados con el aumento del riesgo de fibrosis pulmonar y una mayor cantidad de estos en la obesidad podría relacionarse con la insuficiencia respiratoria. Las personas con obesidad tienen una fisiología respiratoria alterada con un volumen de reserva espiratorio y una capacidad residual funcional disminuidos. En la obesidad, la vigilancia y la respuesta inmunológica también están alteradas. La disfunción endotelial y un entorno proinflamatorio y protrombótico se han asociado con la obesidad. En la figura 6, se ilustra la respuesta del huésped a la COVID-19. La obesidad altera la capacidad de la persona para desarrollar una respuesta inicial a la vacuna y luego, a medida que la enfermedad progresa, la obesidad produce una exageración de la respuesta viral proinflamatoria y protrombótica.

Vacunación para personas con obesidad

Existe cierta preocupación de que las personas con obesidad quizás no obtengan la misma protección con la vacuna contra el SARS-CoV-2, dada la experiencia con la vacuna contra la gripe. En un estudio sobre la vacuna antigripal, se indicó que la incidencia de la gripe o de enfermedades similares en las personas con obesidad era del doble, a pesar de estar vacunados. La vacuna de ARNm desarrollada por Pfizer y BioNTech mostró una eficacia del 95% en la prevención de la COVID-19 sintomática, mientras que, en un análisis de subgrupos de los 12 003 participantes con obesidad (IMC $\geq$30 kg/m^2), se mostró que no había diferencias en la eficacia en comparación con los participantes sin obesidad. Estos son datos tranquilizadores. La vacuna de ARNm desarrollada por Moderna ha demostrado tener una eficacia similar en la prevención de la enfermedad sintomática. En el ensayo, realizado con más de 30 000 participantes, la «obesidad severa», definida como un IMC $\geq$40 kg/m^2, fue incluida como uno de los factores evaluados en un análisis de subgrupos de personas con riesgo de COVID-19 grave. No se observó un aumento significativo del riesgo en el análisis del subgrupo de riesgo (que incluía la obesidad como uno de los factores), pero no hay información disponible en la publicación sobre el efecto de la obesidad como factor único de la idoneidad

__Figure 6.__ Efectos de la obesidad en la respuesta viral a la COVID-19. La obesidad empeora la capacidad del huésped de desarrollar una respuesta antiviral temprana y aumenta la respuesta inflamatoria y protrombótica del huésped en la infección establecida.

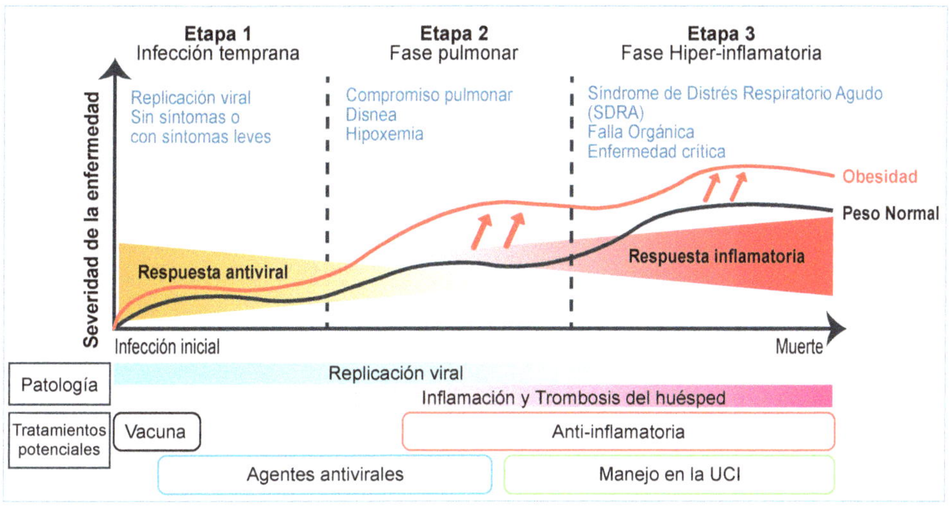

de la vacuna. En la vacuna desarrollada por Oxford y AstraZeneca se utilizó un vector adenoviral para presentar la proteína espicular del SARS-CoV-2 y se demostró una eficacia global del 70% en la prevención de la COVID-19 sintomática, pero no se ha informado ningún análisis de subgrupos relacionado con la obesidad. Por supuesto, ninguno de estos ensayos de vacunas se diseñó para evaluar la idoneidad de la vacuna en personas con obesidad. Tendremos que esperar a que se realicen más estudios para asegurarnos de que la obesidad no influye en la calidad de la respuesta a la vacuna.

Efectos de la COVID-19 en el riesgo de aumento de peso

En una encuesta realizada a 7753 personas, de las cuales el 32% tenía un peso normal, el 32% tenía sobrepeso y el 34% tenía obesidad, se observó una mejoría general en las puntuaciones de alimentación saludable durante la pandemia porque se comía menos fuera y se cocinaba más en la casa. Sin embargo, los comportamientos sedentarios aumentaron y el tiempo dedicado a la actividad física disminuyó. Se produjo un aumento de la ansiedad, que fue significativamente mayor en las personas con obesidad. Un subgrupo, el 27,5% del total de la muestra y el 33,4% de los participantes con obesidad, declaró haber aumentado de peso. Claramente, las personas con obesidad presentaban un riesgo mayor de aumento de peso debido a los factores de estrés psicológico y físico de la pandemia. No obstante, algunos tuvieron oportunidad de llevar un estilo de vida más saludable.

Pérdida de peso y reducción del riesgo de COVID-19 grave

En un estudio de la Clínica Cleveland, de 4365 pacientes que dieron positivo para COVID-19, se identificaron 33 pacientes que tenían antecedentes de cirugía metabólica. Los pacientes quirúrgicos fueron pareados por propensión 1:10 con pacientes no quirúrgicos para formar una cohorte de pacientes control (n = 330) con un índice de masa corporal (IMC) ≥ 40 kg/m^2 en el momento del análisis. El IMC promedio del grupo con cirugía metabólica previa fue de 49,1 ± 8,8 kg/m^2 antes de la cirugía y se redujo a 37,2 ± 7,1 en el momento del análisis, en cambio, el IMC promedio del grupo control era de 46,7 ± 6,4 kg/m^2. Solo 6 (18,2%) pacientes del grupo con cirugía metabólica previa requirieron ser hospitalizados, en comparación a 139 (42,1%) pacientes del grupo control (p = 0,013). Ninguno de los pacientes con cirugía metabólica requirió atención en la Unidad de Cuidados Intensivos (UCI), en cambio, 43 (13,0%) pacientes del grupo control requirieron ingreso en la UCI (p = 0,021). Así, las personas que bajaron de peso y mejoraron su estado de salud con la cirugía bariátrica presentaron menor riesgo de hospitalización y requerimientos de UCI, en comparación a los pacientes con obesidad que no habían sido operados.

Figura 7. *¿Qué debemos decirle a los pacientes con obesidad durante la pandemia COVID-19?*
• Continúe tomando sus medicamentos. No existe evidencia de que los medicamentos inhibidores ECA o los ARA-II aumenten el riesgo de COVID 19
• No demore en consultar a algún profesional de la salud
• Si tiene síntomas, consulte a su médico inmediatamente para realizar test de detección. No espere
• Lave las manos frecuentemente
• Lleve un estilo de vida saludable

Recomendaciones para médicos

El mensaje para los médicos que tratan la obesidad durante la pandemia de la COVID-19 es que los pacientes deben ser informados del incremento en el riesgo de sufrir síntomas graves y de poner especial atención a medidas sanitarias tales como el distanciamiento social, lavado de manos y el uso de mascarillas, y en caso de síntomas, consultar tempranamente para recibir tratamiento. En la Figura 7 se ilustran estas medidas. Por supuesto, el primer punto de la lista es ¡que hay que vacunarse!

Además, los profesionales de la salud deben estar conscientes del valor de las medidas generales de promoción de la salud. En la Figura 8, se ilustran los cuatro pilares de la salud. Los malos patrones de sueño y el estrés son factores de riesgo para el aumento de peso. Los profesionales de la salud deben aconsejar a los pacientes sobre la necesidad de

Figura 8. *Cuatro pilares de salud: Importantes para pacientes con obesidad en la pandemia COVID-19.*

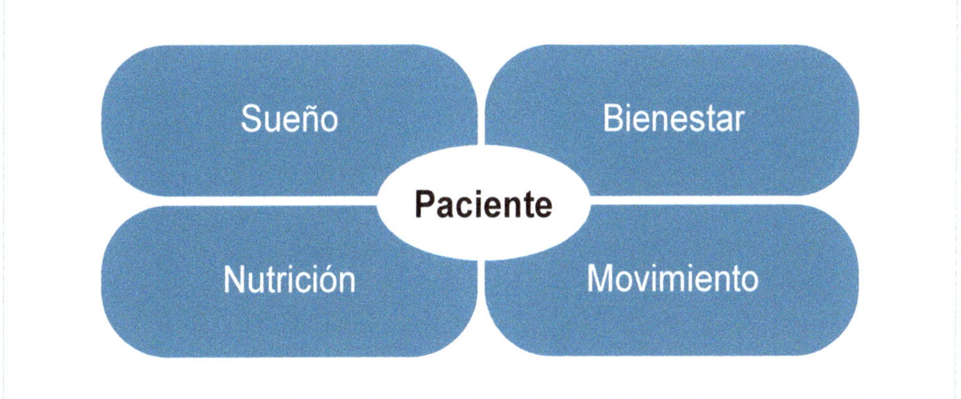

lograr buenos patrones de sueño, manejar el estrés y tener una alimentación y actividades saludables. La atención a los cuatro pilares –sueño, bienestar, nutrición y actividad– es especialmente importante en tiempos de pandemia, que ya de por sí es estresante.

Conclusiones

La relación entre la COVID-19 y la obesidad es de causa y efecto. Las personas con obesidad son más propensas a sufrir síntomas graves de la infección por el SARS-CoV-2. La obesidad provoca síntomas graves de la COVID-19. Además, las restricciones impuestas por la COVID-19 pueden promover el aumento de peso en personas más propensas a ello, por lo que la obesidad es un efecto de la pandemia.

La pandemia de la COVID-19 ha puesto de manifiesto la vulnerabilidad de nuestros sistemas médicos en todo el mundo. Ha expuesto el resultado de no tomarnos en serio la obesidad. Ahora, más que nunca, los sistemas médicos deben abordar el tratamiento y la prevención de la obesidad como vía para mejorar la salud; la doble epidemia de la obesidad y la COVID-19 ha puesto de manifiesto las graves consecuencias que tiene la obesidad en la salud.

Referencias

1. WHO obesity facts. https://www.who.int/news-room/fact-sheets/detail/obesity-and-overweight. [Accessed January 24, 2022]

2. OECD, The Heavy Burden of Obesity: The Economics of Prevention, OECD Health Policy Studies, OECD Publishing, Paris, 2019; https://doi.org/10.1787/67450d67-en. [accessed January 24, 2022].

3. Berthoud HR, Munzberg H, Morrison CD. Blaming the Brain for Obesity: Integration of Hedonic and Homeostatic Mechanisms. Gastroenterology 2017; 152:1728-1738.

4. MacLean PS, Blundell JE, Mennella JA, Batterham RL. Biological control of appetite: A daunting complexity. Obesity (Silver Spring) 2017;25 Suppl 1: S8-S16.

5. Sumithran P, Prendergast LA, Delbridge E et al. Long-term persistence of hormonal adaptations to weight loss. N Engl J Med 2011; 365:1597-1604.

6. Knuth ND, Johannsen DL, Tamboli RA et al. Metabolic adaptation following massive weight loss is related to the degree of energy imbalance and changes in circulating leptin. Obesity (Silver Spring) 2014; 22:2563-2569.

7. Rosenbaum M, Leibel RL. Models of energy homeostasis in response to main-

tenance of reduced body weight. Obesity (Silver Spring) 2016; 24:1620-1629.

8. Hu, B., Guo, H., Zhou, P. et al. Characteristics of SARS-CoV-2 and COVID-19. Nat Rev Microbiol 2021; 19, 141–154.

9. Johns Hopkins University of Medicine. Coronavirus Resource Center. https://coronavirus.jhu.edu/map.html [accessed January 24, 2022]

10. Wiersinga WJ, Rhodes A, Cheng AC et al. JAMA July 10, 2020. doi:10.1001/jama.2020.12839

11. ISARIC Clinical Characterisation Group. COVID-19 symptoms at hospital admission vary with age and sex: results from the ISARIC prospective multinational observational study. Infection 2021;889-905.

12. https://www.cdc.gov/coronavirus/2019-ncov/need-extra-precautions/older-adults.html

13. Popkin, BM, Du, S, Green, WD, et al. Individuals with obesity and COVID-19: A global perspective on the epidemiology and biological relationships. Obesity Reviews. 2020; 1– 17.

14. Földi M, Farkas N, Kiss S, et al. Visceral adiposity elevates the risk of critical condition in COVID-19: A systematic review and meta-analysis [published online ahead of print, 2020 Dec 1]. Obesity (Silver Spring). 2020;10.1002/oby.23096. doi:10.1002/oby.23096

15. Kang, Z., Luo, S., Gui, Y. et al. Obesity is a potential risk factor contributing to clinical manifestations of COVID-19. Int J Obes 2020; 44, 2479–2485.

16. Hamer M, Gale CR, Kivimäki M, Batty GD. Overweight, obesity, and risk of hospitalization for COVID-19: A community-based cohort study of adults in the United Kingdom. Proc Natl Acad Sci U S A. 2020 Sep 1;117(35):21011-21013.

17. Ryan, D.H., Ravussin, E. and Heymsfield, S., COVID-19 and the patient with obesity – The Editors speak out. Obesity, 2020; 28: 847-847.

18. Higham, A. and Singh, D., Increased ACE2 Expression in Bronchial Epithelium of COPD Patients who are Overweight. Obesity, 2020; 28: 1586-1589.

19. Ryan, P.M. and Caplice, N.M., Is Adipose Tissue a Reservoir for Viral Spread, Immune Activation, and Cytokine Amplification in Coronavirus Disease 2019? Obesity 2020;28:1191-1194.

20. Kruglikov, I.L. and Scherer, P.E., The Role of Adipocytes and Adipocyte-Like Cells in the Severity of COVID-19 Infections. Obesity, 2020; 28: 1187-1190.

21. O'Rourke RW, Lumeng CN. Pathways to Severe COVID-19 for People with Obesity. Obesity (Silver Spring). 2021 Apr;29(4):645-653.

22. Siddiqi HK, Mehra MR. COVID-19 illness in native and immunosuppressed states: A clinical-therapeutic staging proposal. J Heart Lung Transplant. 2020 May;39(5):405-407.

23. Neidich SD, Green WD, Rebeles J, et al. Increased risk of influenza among vaccinated adults who are obese. Int J Obes (Lond) 2017; 41:1324-1330.

24. Polack FP, Thomas SJ, Kitchin N, et al. Safety and efficacy of the BNT162b2 mRNA Covid-19 vaccine. N Engl J Med. 2020; 383:2603-2615.

25. Baden LR, El Sahly HM, Essink B, et al. Efficacy and safety of the mRNA-1273 SARS-CoV-2 vaccine. N Engl J Med. 2020; 384:403-416.

26. Voysey M, Clemens SAC, Madhi SA, et al; Oxford COVID Vaccine Trial Group. Safety and efficacy of the ChAdOx1 nCoV-19 vaccine (AZD1222) against SARS-CoV-2: an interim analysis of four randomised controlled trials in Brazil, South Africa, and the UK. Lancet. 2021; 397:99-11.

27. Painter SD, Ovsyannikova IG, Poland GA. The weight of obesity on the human immune response to vaccination. Vaccine. 2015;33(36):4422-9.

28. Flanagan EW, Beyl RA, Fearnbach SN, et al. The Impact of COVID-19 Stay-At-Home Orders on Health Behaviors in Adults. Obesity (Silver Spring). 2021 Feb;29(2):438-445.

29. Aminian A, Fathalizadeh A, Tu C, et al. Association of prior metabolic and bariatric surgery with severity of coronavirus disease 2019 (COVID-19) in patients with obesity. Surg Obes Relat Dis. 2019; 2021;17(1):208-214.

3

Regulación Neuro-Hormonal del apetito y del gasto metabólico

María-Paz Marzolo
Departamento de Biología Celular y Molecular,
Facultad de Ciencias Biológicas, Pontificia
Universidad Católica de Chile.
Santiago, Chile.

El proceso de alimentación es esencial para la vida, sin embargo estos episodios requieren de adaptaciones fisiológicas, como la sensación de hambre o saciedad, que evitan los excesos o las carencias de nutrientes básicos, en especial de carbohidratos y grasas, que permiten mantener el peso corporal. Esta coordinación se realiza entre el centro cerebral, que comanda el circuito del apetito y la sensación de saciedad, y los sistemas periféricos, principalmente el tracto gastrointestinal y el tejido adiposo. En el caso del ser humano, el proceso de alimentación, está comandado, no solo por el apetito y la sensación de saciedad, sino también por un aspecto asociado al hedonismo, que vincula la alimentación con un proceso placentero. Existen variaciones, de persona a persona, en el control de los procesos de apetito, saciedad, placer al comer, entre otros, que explican las diferencias en el balance homeostático entre distintos individuos.

El primer punto de contacto con la comida ocurre en el tracto digestivo, en este lugar se inician las respuestas adaptativas posteriores a la ingesta de alimentos, generadas a nivel del cerebro. El sistema digestivo produce señales de corto alcance, es decir operan en comidas individuales, pero que, sin embargo, pueden regular la magnitud de la ingesta y la secreción de insulina por parte del páncreas.

Por su parte, el tejido adiposo, mediante la secreción de hormonas denominadas adipoquinas, cumple también un papel regulador central en el desarrollo de la obesidad y en la resistencia a la insulina. En la condición de resistencia, el páncreas produce insulina, pero la respuesta celular a esta hormona es defectuosa, por lo cual en compensación el cuerpo responde generando una mayor cantidad ésta.

Se hace evidente así que el tejido adiposo funciona como un complejo órgano endocrino, es decir productor de hormonas, cuyos productos afectan el metabolismo de otros órganos, tales como el hígado y el músculo esquelético, así como también las respuestas conductuales relacionadas con la alimentación. Las alteraciones en estos sistemas de detección y respuesta a los nutrientes son la base de los trastornos que llevan a la obesidad y sus complicaciones, como por ejemplo la diabetes tipo 2.

Señales Periféricas y Circuitos Centrales en el Balance Energético

El balance energético se refiere al equilibrio entre las calorías que ingresan al organismo a través de la comida y las calorías gastadas en el mismo período de tiempo, por ejemplo, durante un día. Si consumimos más de lo que gastamos el balance energético será positivo y eso, a la larga, resulta en un aumento del peso corporal, principalmente por un incremento del tejido adiposo. Por el contrario, un balance negativo ocurre cuando nuestro gasto calórico es mayor que la ingesta de nutrientes, lo que se traduce en una baja de peso.

¿De qué depende este balance energético y es posible modificarlo?

Se ha establecido que el balance energético depende de la acción concertada de los sistemas antes mencionados. Por una parte, está el cerebro, que coordina e integra el apetito, las conductas de búsqueda de alimentos, la regulación de la temperatura corporal y los aspectos placenteros del comer. Por otra parte, están las señales periféricas, que se originan en el tracto digestivo, el tejido adiposo, y que median la sensación de saciedad y el equilibrio energético general. Estas señales, que en su mayoría son de carácter hormonal, aunque hay también algunas relacionadas con nutrientes, son detectadas en el cerebro (Figura 1). En respuesta a estas señales, el cerebro regula el apetito mediante cambios en las conductas de búsqueda de alimentos, en el gasto metabólico (involucrando a la glándula tiroides) y controla al sistema nervioso simpático, que tiene como función regular la presión arterial y la temperatura corporal.

Así, en tiempos de abundancia de nutrientes y exceso de energía almacenada, un área del cerebro llamada hipotálamo activa respuestas que promueven una menor ingesta de alimentos y un aumento del gasto energético, favoreciendo el balance energético negativo, y por otra parte activa respuestas que disminuyen la disponibilidad de nutrientes, reduciendo la producción de glucosa endógena. De esta forma, alteraciones o fallas en las respuestas a señales periféricas

Figura 1: Cerebro como sensor de nutrientes. El cerebro, en particular el hipotálamo y el complejo dorso-vagal ubicado en el tronco cerebral, detecta señales periféricas como nutrientes (glucosa y ácidos grasos libres) y de tipo hormonal (leptina producida por el tejido adiposo; insulina por el páncreas, grelina producida por el estómago y páncreas, y hormonas intestinales como la oxintomodulina y colecistoquininas, entre otras). En respuesta a estas señales el cerebro coordina respuestas que finalmente modifican especialmente el consumo de alimentos, el gasto energético corporal y el metabolismo hepático de glucosa. No se muestran acá las funciones periféricas de las hormonas ni de los nutrientes (Adaptado de Morton GJ, J. Physiol 583, 2007) ccx, colecistoquinina; oxm, oxintomodulina.

favorecen la ganancia de peso y la aparición de trastornos tales como la resistencia a la insulina y la leptina, que contribuyen al desarrollo de obesidad y diabetes tipo 2.

Señales Periféricas

Las señales periféricas se pueden dividir en dos tipos: señales de corto alcance, generadas en el intestino como consecuencia a la ingesta de alimentos y que indican saciedad y por lo tanto la conducta de dejar de comer, y señales de largo alcance que se originan en el tejido graso o adiposo, que comunican la cantidad de energía almacenada en el cuerpo. Desde esta perspectiva, tanto una parte del sistema digestivo como el tejido adiposo son considerados sistemas endocrinos u hormonales que pueden ser blancos de intervenciones terapéuticas tanto en el

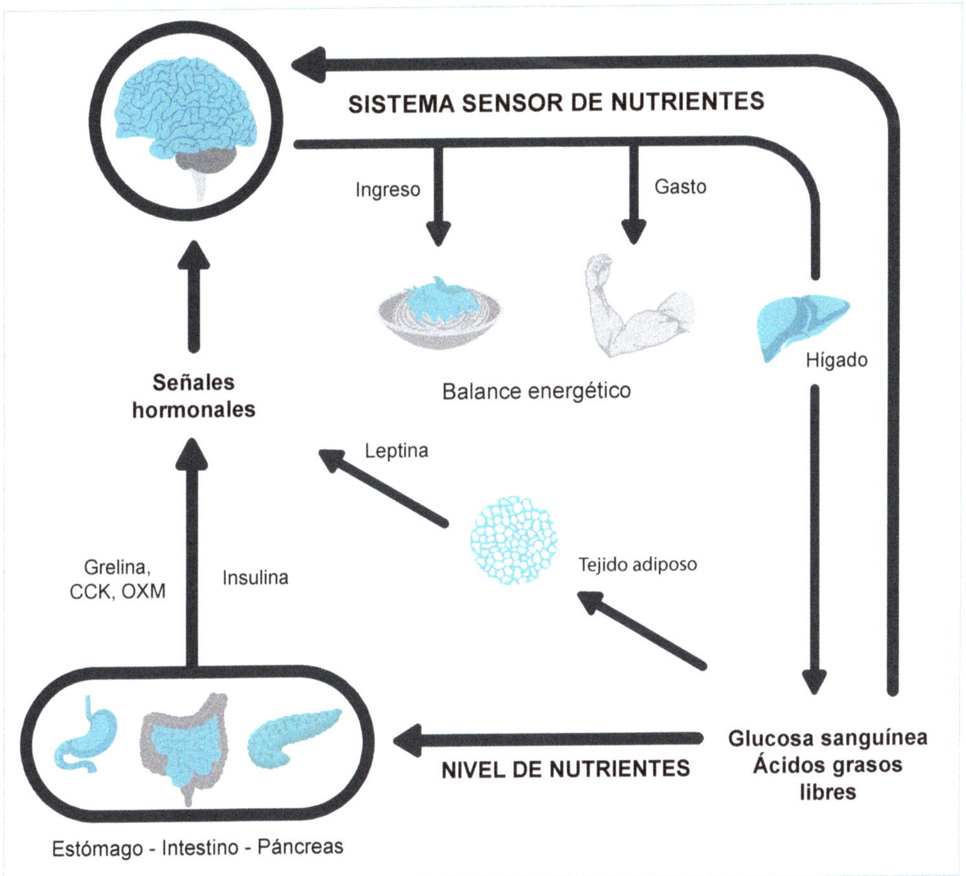

control de la obesidad como en el de la glucemia o glucosa sanguínea.

El sistema digestivo como un órgano endocrino

Insulina y Glucagón

La insulina y el glucagón son dos hormonas producidas por las células alfa y beta del páncreas respectivamente y que en conjunto se encargan de la regulación del balance energético, aumentando o disminuyendo los niveles de glucosa en la sangre.

Como respuesta al aumento de la concentración de glucosa en la sangre, que suele producirse después de comer, el páncreas produce y libera insulina. Esta hormona ejerce su acción en diferentes tejidos incluyendo el cerebro (ver más adelante) disminuyendo los niveles de glicemia (azúcar) en la sangre y controlando el balance energético. En el músculo esquelético la insulina promueve la expresión de transportadores de glucosa, que permiten a las células incorporar los carbohidratos circulantes, disminuyendo así la glucemia.

Por otra parte, en el hígado se inhibe la producción de glucosa, mientras que en el tejido adiposo se impide la degradación de las grasas, frenando la liberación de ácidos grasos libres a la circulación (efecto antilipolítico). En conjunto, todas estas acciones disminuyen los niveles de glucosa en la sangre, regulando el balance energético.

Cuando el organismo se encuentra en ayuno y con bajos niveles de nutrientes, especialmente carbohidratos, el páncreas fabrica glucagón. Al liberarse esta hormona al torrente sanguíneo, sube el nivel de glucosa en la sangre, lo contrario a lo que sucede con la insulina. El glucagón promueve la salida de glucosa desde el hígado (que almacena carbohidratos en forma de glucógeno) y estimula su síntesis. Además el glucagón contrarresta la acción de la insulina inhibiendo directamente su liberación.

Incretinas y Péptidos derivados del Proglucagón

Durante el proceso de digestión de los alimentos, el tracto digestivo libera un conjunto de hormonas producidas a partir del proglucagón (precursor inactivo del glucagón) denominadas incretinas, siendo GLP-1 y GIP las dos principales. En el páncreas las incretinas estimulan la liberación de insulina, incluso antes de que sea detectado el aumento en los niveles de glucosa circulantes, lo que a su vez inhibe la liberación de glucagón. Otros efectos de las incretinas son la disminución de la absorción de nutrientes, al reducir la velocidad de vaciamiento del estómago y el movimiento espontáneo del intestino, resultando ambos efectos en la prolongación

de la sensación de saciedad. Además, GLP-1 tiene un efecto inhibidor del apetito y de control de la glucemia incluso en pacientes diabéticos. Debido a estas propiedades, se han desarrollado análogos más estables de este péptido, para ser usados para el tratamiento de la obesidad (ver capítulo 6: Intervenciones terapéuticas en la obesidad).

Como respuesta a los nutrientes ingeridos, las células intestinales producen otra hormona, la oxintomodulina (OXM), que reduce la secreción digestiva, retrasa el vaciamiento gástrico, disminuyendo la ingesta de alimento. Si se administra la OXM sintética a seres humanos se produce una reducción del apetito, lo que sugiere que esta hormona natural es una señal que le indica al cerebro la sensación de saciedad. Por otra parte, la administración en forma experimental de OXM en pacientes con obesidad ha resultado en una baja de peso y un aumento del gasto energético. Tanto las incretinas como la OXM son degradadas en la circulación sanguínea por la acción de una enzima llamada dipeptidilpeptidasa 4 (DPPIV), la que se encuentra en los vasos sanguíneos y en la circulación. Algunas aproximaciones terapéuticas para el control de la obesidad, se basan en el uso de inhibidores de la DPPIV con lo cual se aumentan los niveles endógenos de OXM y de las incretinas como la GLP-1.

Hormonas Peptídicas del pliegue PP

Las hormonas peptídicas están constituidas por cadenas de aminoácidos las que, dependiendo del largo, pueden ser péptidos (de 2 a 100 aminoácidos) o directamente proteínas, si tienen más de 100 aminoácidos. Dentro de las hormonas peptídicas, existen las denominadas del pliegue PP – que intervienen en la regulación del balance energético corporal– y se encuentran el neuropéptido Y (NPY), el péptido YY (PYY) y el polipéptido pancreático (PP). El NPY actúa a nivel cerebral, en el hipotálamo (discutido en extenso en secciones posteriores) y el péptido YY, es producido en el intestino delgado y el grueso (colon y recto) en respuesta a la presencia de nutrientes (proteínas, grasas y carbohidratos). Este péptido actúa sobre el hipotálamo, el nervio vago y el circuito dorso-vagal, y de esta forma suprime el apetito. Los individuos que viven con obesidad no muestran resistencia a la acción de este péptido y si se les administra experimentalmente, responden con una reducción de la ingesta calórica, similar a lo que ocurre en individuos delgados, por lo cual esta hormona o símiles de ésta, podrían ser una alternativa a utilizar en el tratamiento de la obesidad.

El polipéptido pancreático PP es secretado por el páncreas en respuesta a la ingesta calórica, lo que sugiere un papel significativo en la saciedad. A pesar de haber controversia en relación con los niveles circulantes de este polipéptido en pacientes con obesidad, se ha visto que la inyección intravenosa de PP inhibe la ingesta calórica, estimula la actividad del sistema nervioso simpático y el consumo de oxígeno, lo cual explicaría parte de sus efectos en la disminución del peso corporal.

Colecistoquinina y amilina

La Colecistoquinina (CCK) es una hormona intestinal producida por el duodeno e íleon, en respuesta a la ingesta de alimentos. Su liberación al torrente sanguíneo genera una contracción de la vesícula biliar y una relajación del esfínter de Oddi, lo que permite la salida de la bilis almacenada, participando en el proceso de digestión de los alimentos.

Esta hormona además estimula la liberación de enzimas digestivas pancreáticas. En los años 70 se describieron los primeros efectos de la CCK en la inducción de saciedad en animales. Estos efectos dependen del correcto funcionamiento del nervio vago y de la presencia de receptores específicos para la CCK en esta área del sistema nervioso. Además de su producción intestinal, esta hormona se produce en la hipófisis y en ciertas áreas de la corteza cerebral, en las que actúa como neurotransmisor.

Una segunda molécula endocrina que se produce en respuesta a la ingesta de alimentos es la amilina. Liberada por el páncreas junto con la insulina, esta hormona realiza acciones como la reducción del vaciamiento gástrico y la inhibición de la secreción de glucagón, representando un factor de saciedad.

Grelina: hormona del apetito

La grelina es una hormona que estimula el apetito, producida principalmente por el estómago y en menor cantidad por las células del páncreas. Sus niveles son altos en ayuno, disminuyendo después de las comidas. Cuando se aplica experimentalmente en animales, aumenta el apetito, el peso corporal y el tejido adiposo. En seres humanos la grelina aumenta el apetito, y la ingesta de alimentos en un 30%, independientemente de si tienen o no obesidad, lo que implica que no hay resistencia a la acción de esta hormona durante la obesidad. En general es una señal de corto plazo y que tiene su efecto a nivel del hipotálamo.

El tejido adiposo como un órgano endocrino

El tejido adiposo cumple un papel central en el balance energético. Es el órgano endocrino de mayor tamaño en el cuerpo y produce hormonas conocidas como adipoquinas, las que participan en la regulación del metabolismo. Otra función de este tejido, es el control del contenido de la grasa almacenada –como triglicéridos– y la liberación de productos derivados de estos como ácidos grasos libres. El aumento de estas sustancias en la obesidad está relacionado con una mayor cantidad de grasa en los músculos y con la aparición de resistencia a la insulina.

Desde una perspectiva terapéutica, una de las adipoquinas más importantes es la adiponectina. Esta hormona actúa en el hígado, inhibiendo la producción de glucosa y en el músculo esquelético, activando el transporte de carbohidratos y el proceso de combustión de las grasas.

Además, tanto en el músculo como en el tejido adiposo, la adiponectina disminuye el contenido de grasas. En condiciones de obesidad, los niveles de adiponectinas circulantes en la sangre disminuyen significativamente.

En esta línea, otra hormona relevante es la leptina. Hace más de dos décadas se determinó que tiene un importante papel como regulador del balance energético. Al administrar leptina a animales obesos que, naturalmente, carecen de esta hormona, se observó que pierden peso de manera considerable, poniendo de manifiesto que es un elemento central en el control del peso corporal y la obesidad.

En seres humanos se ha encontrado que mutaciones en el gen de la leptina o en sus receptores, son causantes de obesidad genética. Estas mutaciones se asocian a la hiperfagia –conducta de ingesta continua o anormal de comida– y a la obesidad infantil extrema. Con el aumento del tejido adiposo, la concentración de leptina que circula en la sangre es mayor, presumiblemente con el fin de informar al cerebro sobre los niveles de grasa corporal. Por esto, se ha determinado que en condiciones normales, el tejido adiposo es importante y necesario para el adecuado control del peso corporal. Normalmente la leptina se secreta de manera intermitente, alcanzando su máximo punto durante la noche. Las mujeres poseen niveles de leptina circulantes mayores que los hombres, ajustado al índice de masa corporal. Esta hormona tiene efectos complejos y variados que se explican por sus funciones, tanto periféricas como centrales, y que regulan varios procesos fisiológicos relevantes, como la señalización de insulina, el funcionamiento de los vasos sanguíneos, la presión arterial y la inmunidad.

En el contexto de la obesidad, se ha establecido el concepto de resistencia a la leptina como la incapacidad de esta hormona de ejercer su efecto, ya sea esté presente en niveles normales o incluso, aumentados. La mayor parte de los individuos que sufren de obesidad tienen niveles aumentados de esta hormona en la sangre. Mediante el uso de modelos animales con obesidad, se ha visto que los niveles altos de leptina se asocian a una menor capacidad de respuesta del hipotálamo, dado que se reducirían los receptores para la hormona, mecanismo conocido como desensibilización. Con esto, se produce un estado de resistencia a la leptina, condición que aumenta aún más la obesidad. Los tratamientos con leptina exógena han fracasado en su objetivo de conseguir una baja de peso en pacientes con obesidad y solo serían de utilidad en pacientes que sufren de obesidad de origen genético, es decir con mutaciones en el gen de leptina.

Asociado al concepto de resistencia a la leptina, está el de resistencia a la insulina y la diabetes. La obesidad también constituye una de las principales causas de resistencia a la insulina, es decir, la falta de respuesta de los órganos blancos a esta hormona. En humanos, los niveles de leptina e insulina que circulan en el plasma sufren variaciones en paralelo y se ha determinado que niveles altos de leptina se asocian con niveles altos de insulina, independiente del índice de masa corporal. En la obesidad, el tejido adiposo sufre cambios funcionales importantes, especialmente, asociados a procesos inflamatorios, lo que incluye cambios en la liberación de algunas adipoquinas (mayor cantidad de leptina y disminución de adiponectina) y un aumento en la liberación de ácidos grasos libres al torrente sanguíneo. Estos cambios, no solo afectan al tejido adiposo mismo, haciéndolo resistente a la insulina, sino que también comprometen al hígado y al músculo, que responden débilmente a la insulina, contribuyendo al estado general de resistencia a esta hormona y a una inflamación sistémica.

Rol del músculo sobre el tejido adiposo a través de irisina

El músculo esquelético cumple un papel fundamental en la calidad de vida de las personas. Este tejido, es la principal reserva de proteínas corporales, y en adultos jóvenes, puede llegar a constituir el 40% del peso. Como tal, su efecto como regulador del balance metabólico es relevante. La función muscular va mucho más allá del control de la postura, generación de fuerza y control del movimiento junto con los huesos. Se considera a este tejido como un controlador hormonal que regula la función de otros tejidos y órganos, como el hígado, el hueso, el cerebro y el tejido adiposo. Esto se refleja en el impacto de la función esquelética en el balance energético corporal, el control del metabolismo de la glucosa, la sensibilidad a la insulina y las funciones anti-inflamatorias, entre otras. Para poder regular estos procesos, el músculo esquelético secreta, en respuesta a la contracción, una importante cantidad de moléculas, que en su conjunto, se conocen como mioquinas. Dentro de estas mioquinas está la irisina.

La irisina fue descubierta hace casi una década, en el año 2012. Esta mioquina es secretada de manera importante por el músculo, pero también se ha visto que el tejido adiposo subcutáneo y visceral, y en menor proporción el cerebro, el hígado, el corazón y el estómago, entre otros órganos, producen irisina. Entre las funciones relevantes de la irisina está la activación de la termogénesis y la regulación del tejido adiposo; por un lado, la irisina estimula la diferenciación a tejido adiposo "beige" y la generación de tejido adiposo pardo (ambos con funciones de producción de calor y por ende, aumento de gasto energético) y por otra parte, inhibe la formación de tejido adiposo blanco.

El ejercicio físico, es una de las mejores formas de mantener el peso y combatir la obesidad. Se sabe que la actividad muscular, en forma de entrenamiento prolongado, eleva los niveles de irisina, tanto en seres humanos como en modelos de ratones.

El aumento de esta mioquina se asocia a cambios positivos, no solo relacionados con el aumento del gasto energético, sino también con la regulación de procesos de aprendizaje y memoria a nivel cerebral, anti-inflamatorios, sistémicos y de la salud del hueso. Así como el ejercicio es el principal inductor de la producción de irisina, se ha visto que los niveles basales de la hormona son menores en personas sedentarias. Bajos niveles de irisina se asocian a una mayor propensión a desarrollar síndrome metabólico y aumento de los niveles de glucosa sanguínea. En estudios iniciales sobre la función de irisina, se encontró que estaba disminuida en pacientes con obesidad. Sin embargo, recientemente se ha encontrado que, así como sucede con la insulina y la leptina, habría pacientes con obesidad que presentan niveles elevados de irisina, pero con una condición de resistencia a la acción de esta mioquina.

Papel del cerebro en el balance energético: circuitos centrales y la respuesta a señales periféricas

El tronco cerebral y el hipotálamo, son cruciales en los circuitos del cerebro que regulan el apetito y el balance energético. El tronco cerebral recibe señales desde la periferia que son integradas por el complejo dorso-vagal y proyectadas al hipotálamo, el cual a su vez, ejerce un efecto sobre centros cerebrales superiores (Figura 2).

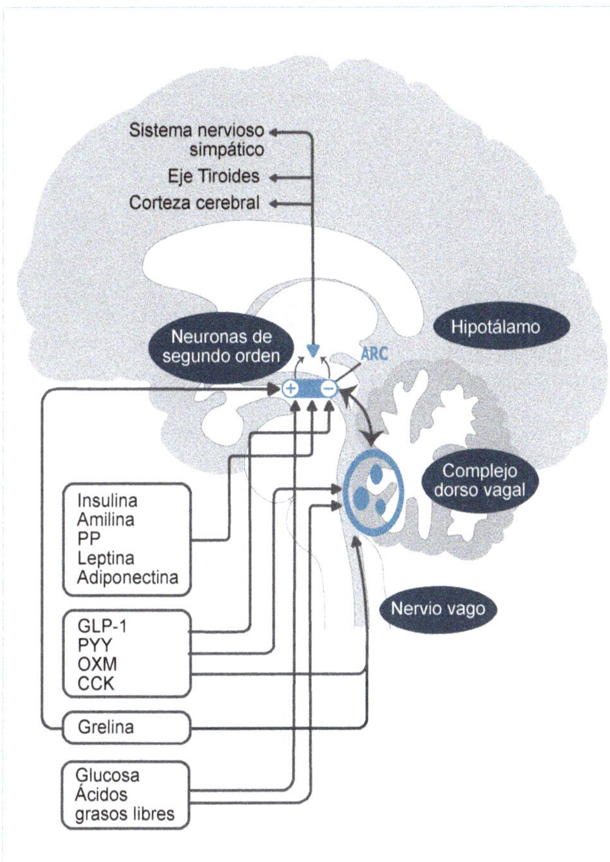

Figura 2: Integración de las señales periféricas y los mecanismos cerebrales en el control del gasto metabólico y peso corporal.
El hipotálamo y el tronco cerebral (a través del complejo dorso-vagal) reciben señales hormonales y de nutrientes como glucosa y ácidos grasos libres. En el hipotálamo, estas señales son "leídas" por distintas poblaciones de neuronas en el núcleo arcuato (ARC), que generan respuestas que modulan el apetito y los niveles circulantes de glucosa. Estas neuronas, controlan, a través de la activación de centros cerebrales superiores, el gasto metabólico, temperatura y presión corporal y conducta de busqueda de alimentos (adaptado de Bloom S.R, y cols. Molecular Interventions, 8, 82: 2008)

La vía de la melanocortina: control del apetito y del gasto energético

El hipotálamo es un área cerebral compleja, compuesta por distintos núcleos y tipos de neuronas que cumplen funciones relevantes en el control hormonal y las emociones. Se ha determinado que distintas lesiones a nivel del hipotálamo pueden producir conductas de hiperfagia (aumento descontrolado del consumo de alimentos con resultado de obesidad) o de anorexia (inhibición del apetito y la consiguiente baja de peso).

Esto ha llevado a relacionar esta zona del cerebro con la función sensor de energía, donde se encuentran los centros de control de la saciedad y del apetito.

Como consecuencia de la ingesta de alimentos, se liberan a la sangre las hormonas leptina e insulina que, junto a la glucosa, actúan sobre el hipotálamo (Figura 3) en una zona llamada núcleo arcuato (ARC) (o infundibular en humanos). Este núcleo contiene dos poblaciones neuronales, las POMC (proopiomelanocortina)/CART (molécula que responde a cocaína y anfetamina), y las productoras del neuropéptido Y (NPY) y el relacionado a agouti (AgRP). Ambos tipos de neuronas regulan la ingesta de alimentos y el gasto energético, respondiendo a la insulina y leptina, sin embargo, lo hacen con efectos opuestos en el equilibrio energético y en el metabolismo de la glucosa, como se describe a continuación.

En el control de la saciedad participan las neuronas POMC, presentes en el ARC lateral, que producen la hormona estimulante de melanocitos (α-MSH) relacionada con respuestas anorexigénicas (inhibición de la ingesta) (Figura 3). Cuando las POMC se activan, secretan α-MSH que actúa sobre neuronas blanco de otros núcleos hipotalámicos (ver Figura 3). Estas neuronas responden, al unir el α-MSH liberado, mediante su receptor MC4R. Mutaciones en la vía de las melanocortinas, ya sea en α-MSH o en MC4R, así como mutaciones en la vía de leptina y de su receptor, originan obesidad genética.

Evidencias recientes también sugieren que el aumento del gasto energético debido a la activación de neuronas POMC, es en parte debido a una conversión de la grasa blanca en tejido adiposo pardo que produce calor.

En la respuesta del apetito, participan las neuronas hipotalámicas del ARC medial, conocidas como NPY/AgRP. Estas neuronas se encuentran bloqueadas cuando los niveles de insulina y leptina son altos, pero se activan en ayuno cuando ambas hormonas están bajas. En ayuno el estómago además produce la hormona orexigénica grelina. Bajo estos estímulos las neuronas NPY/AgRP se activan liberando al péptido NPY, un muy potente estimulador del apetito y

de la conducta de búsqueda de alimentos. Esto resulta en una disminución del gasto energético (balance positivo). Las neuronas NPY/AgRP pueden además inhibir a las neuronas POMC y también bloquear al receptor MC4R activado por α-MSH (Figura 3).

Interesantemente, la estimulación de las neuronas NPY/AgRP durante el ayuno, no solo aumenta el consumo de alimentos por activación de otras áreas del hipotálamo, sino que también activa una zona cerebral llamada amígdala, que es parte del sistema límbico y que controla las emociones y el comportamiento. Esta activación de neuronas de la amígdala, permite controlar las conductas exploratorias de búsqueda de alimento, así como también las conductas agresivas y el miedo.

En el control del balance energético, algunos grupos neuronales del hipotálamo también participan en la regulación del metabolismo de la glucosa. Por un lado, la insulina regula los niveles de glucosa de la sangre, actuando directamente sobre el cerebro. Los animales que responden poco a insulina, específicamente, a nivel neuronal, son obesos, hiperfágicos y además presentan resistencia a esta hormona. La infusión directa de insulina en áreas específicas del hipotálamo reduce la producción de glucosa hepática. Además, en esta misma estructura del sistema nervioso central, existen neuronas que detectan directamente los niveles de glucosa, cruciales en la generación de respuestas a la hipoglicemia (baja de azúcar en la sangre).

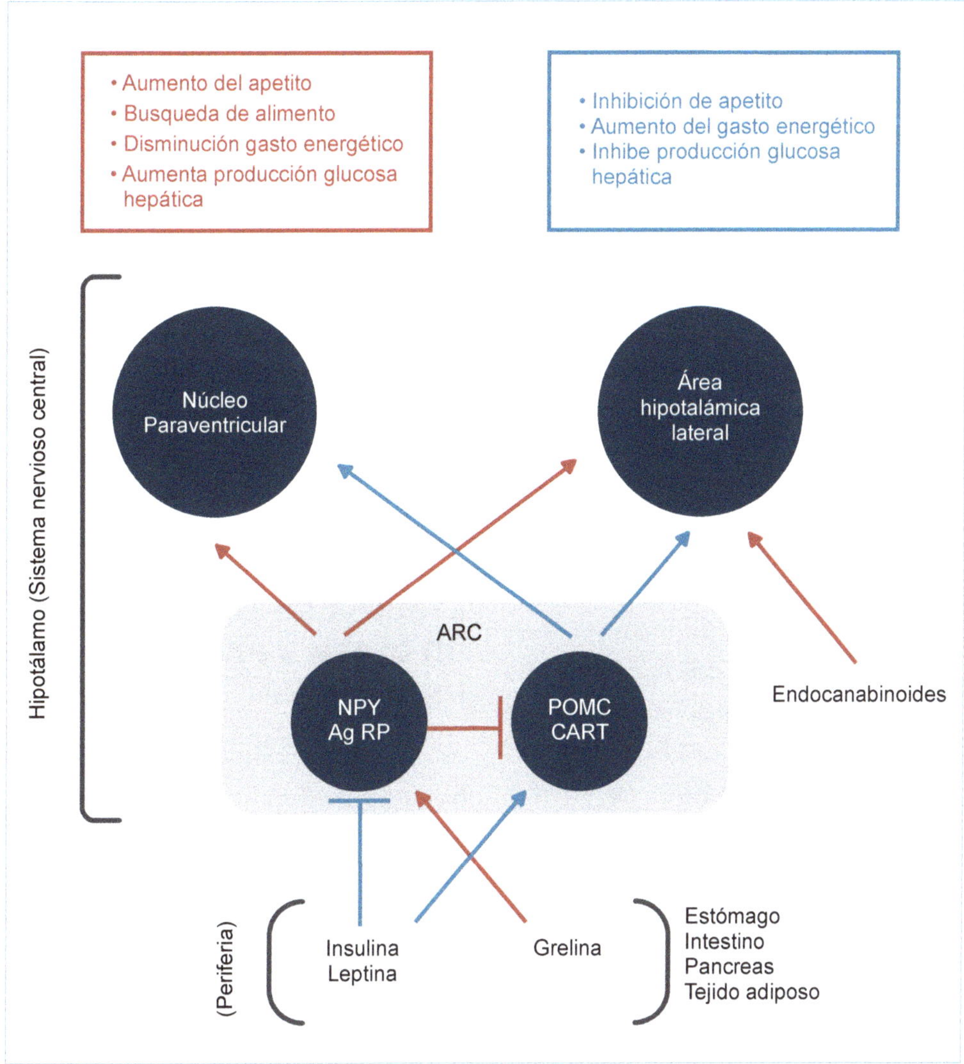

Figura 3: Esquema de las áreas del hipotálamo involucradas en el control del apetito y la producción de glucosa
El ARC medial contiene neuronas que producen neuropéptido Y (NPY) y péptido relacionado a agouti (AgRP) que se activan en ayuno (en rojo), siendo la grelina, secretada por el estómago, uno de los principales estímulos. Estas neuronas actúan sobre el núcleo paraventricular (NPV) y área hipotalámica lateral (AHL), induciendo respuestas que aumentan el apetito y un balance energético positivo.

Por otra parte, en respuesta al alimento (azul) se elevan insulina y leptina las que, por un lado, inhiben a las neuronas NPY/AgRP y por otro, estimulan a las neuronas laterales del ARC, llamadas POMC, a liberar α-melanocyte-stimulating hormone (α-MSH). Este factor activa al receptor MC4R presente en neuronas del NPV y AHL lo que se resulta en la inhibición del apetito. La estimulación de este sistema también regula la producción de glucosa desde el hígado, al activar el sistema dorso-vagal.

Por otra parte, la acción de la leptina en neuronas hipotalámicas del ARC, regula la homeostasis de glucosa, mediante mecanismos distintos a los que utiliza para regular la ingesta de alimentos y el peso corporal, incluyendo la sensibilidad a la insulina a nivel periférico. La regulación inducida por estas hormonas, y por la glucosa misma, ocurriría mediante la activación de proyecciones neuronales desde estas áreas hipotalámicas hacia el complejo dorso-vagal, generando una señal que llega al hígado y que regula la producción de glucosa.

Algunos pacientes que sufren de obesidad y se someten a una dieta de restricción calórica, tienen alterados los sensores metabólicos a nivel cerebral, así como las características funcionales del tejido adiposo, lo que podría explicar el por qué muchos de ellos no pueden mantener el peso perdido. Al reducir la ingesta de alimentos, se activa, como compensación, la movilización de glucosa hepática y la salida de ácidos grasos libres del tejido adiposo. La producción de leptina también disminuye y esto hace que decline el consumo energético. Al caer los niveles de leptina, se pierde la inhibición de los sistemas que estimulan el apetito (NPY y AgRP), y al mismo tiempo, se bloquean las neuronas POMC que lo inhiben, lo que finalmente trae como consecuencia un aumento de la actividad de búsqueda de alimento y la recuperación del peso perdido.

Otros mediadores del apetito son los endocanabinoides, compuestos derivados de ácidos grasos esenciales de la dieta que al unirse a sus receptores, regulan la conducta alimentaria como el apetito o el placer de comer, en distintos niveles del cerebro —incluyendo el hipotálamo, el cerebro posterior y el sistema límbico—. Fuera del cerebro, los endocanabinoides actúan en el sistema digestivo y tejido adiposo. Interesantemente, uno de los efectos de la leptina para inhibir la ingesta de alimentos es a través de la disminución los endocanabinoides; de esta forma, al alterarse esta hormona se podrían producir desórdenes alimentarios asociados, tanto a la obesidad, como a la anorexia.

Efectos de la dieta alta en grasa a nivel del hipotálamo

Además de los procesos de regulación del balance energético, hay aspectos de tipo conductuales y sociales de recompensa asociados a la comida. Estos están sustentados en los mismos sistemas del comportamiento adictivo a las drogas y operan incluso en individuos delgados llevándolos a comer más allá de los límites del equilibrio determinado por la insulina y la leptina. Los aspectos del placer asociados a la comida, muchas veces están correlacionados directamente con las dietas altas en grasas y calorías de los alimentos, lo que contribuye aún más al aumento de peso de los pacientes que padecen de obesidad.

En relación con los efectos de las dietas altas en grasas, mucho de lo que se sabe al respecto se ha concluido a partir de modelos animales. Las dietas altas en grasa, por ejemplo, con enriquecimiento en aceite de palma, tienen numerosos efectos adversos a nivel sistémico, pero también a nivel cerebral. Específicamente en el hipotálamo, las grasas saturadas inducen inflamación y muerte neuronal, afectando el funcionamiento de las áreas antes descritas que participan en el control del balance energético, tales como el ARC, PVN y ALH. Uno de los tipos celulares más afectados en respuesta a grasas saturadas es la microglía, un tipo de célula del sistema inmune innato presente en el cerebro. La dieta alta en grasa y la obesidad, activan a estas células generando inflamación lo que termina alterando la función y sobrevida neuronal. Por ejemplo, en esta condición, las neuronas NPY/AgRP están más activas y las POMC responden menos; esto se traduce en una respuesta de aumento del consumo de alimentos, menor saciedad y, disminución del gasto energético. El estado inflamatorio también se asocia a una alteración del metabolismo de la glucosa, menor respuesta a insulina y aumento del peso. Interesantemente, en las neuronas sometidas a ácidos grasos saturados, se afecta el funcionamiento del receptor de α-MSH, MC4R. En resumen, la dieta alta en grasa produce estrés y mal funcionamiento neuronal, además del cuadro inflamatorio generado por la microglía.

Finalmente, aunque no ha sido discutido en este capítulo, es muy importante tener en cuenta que muchos de los desbalances en la regulación de los sensores descritos, para insulina, leptina y nutrientes, pueden generarse muy tempranamente en la etapa prenatal, por efectos de la dieta materna. Así, tanto la desnutrición extrema como la obesidad materna, pueden determinar el futuro de los hijos en cuanto a su control neurohormonal del apetito y el balance energético corporal. Para más información, ver capítulo 9: Obesidad, fertilidad y embarazo.

Referencias

1. de Luca, C. and Olefsky, J.M. Inflammation and Insulin Resistance, FEBS Lett. 2008; 582, 97–105.

2. Baggio, L.L. and Drucker, D.J. Biology of Incretins: GLP-1 and GIP, Gastroenterology 2007; 132: 2131-2157.

3. Flint, A., Raben, A., Astrup, A., and Holst J.J. Glucagon-like peptide 1 promotes satiety and suppresses energy intake in humans, J. Clin Invest 1998; 101, 515-520.

4. Kreymann, B., Williams, G., Ghatei, M.A and Bloom S.R. Glucagon-like peptide-1 7-36: a physiological incretin in man, Lancet 1987; 2, 1300-1304.

5. Tucker, J.D. Dhanvantari, S. and Brubaker, P.L. Proglucagon processing in islet and intestinal cell lines, Regul Pept 1996; 62, 29-35.

6. Cohen, M.A., Ellis, S.M., Le Roux, C.W, et al Oxyntomodulin suppresses appetite and reduces Ifood intake in humans, J. Clin. Endocrinol. Metab. 2003; 88, 4696-4701.

7. Field, B.C.T. Neuroendocrinology of Obesity. British Medical Bulletin, 2014, 73–82 doi: 10.1093/bmb/ldu001)

8. Zhu, L., Tamvakopoulos, C., Xie, D. Et al. The role of dipeptidyl peptidase IV in the cleavage of glucagon family peptides: in vivo metabolism of pituitary adenylate cyclase activating polypeptide, (1-38). J. Biol. Chem. 2003; 278, 22418-22423.

9. Pedersen-Bjergaard, U., Host, U., Kelbaek, H, et al. Influence of meal composition on postprandial peripheral plasma concentrations of vasoactive peptides in man, Scand. J. Clin. Lab. Invest. 1996; 56, 497-503.

10. Batterham, R.L., Cohen, M.A., Ellis, S.M, et al. Inhibition of food intake in obese subjects by peptide, YY3-36. N. Engl. J. Med. 2003; 249, 941-948.

11. Track, N.S., McLeod, R.S. and Mee, A.V. Human pancreatic polypeptide: studies of fasting and postprandial plasma concentrations, Can. J. Physiol. Pharmacol. 1980; 58, 1484-1489.

12. Batterham, R.L., Le Roux, C.W., Cohen, M.A, et al. Pancreatic polypeptide reduces appetite and food intake in humans, J. Clin. Endocrinol. Metab. 2003; 88, 3989-3992.

13. Asakawa, A., Inui, A., Yuzuriha, H. et al. Characterization of the effects of pancreatic polypeptide in the regulation of energy balance, Gastroenterology 2003; 124, 1325-1336.

14. Porta, P., Pocec, E., Mazur-Bialy A. Irisin as a Multifunctional Protein: Implications for Health and Certain Diseases Medicina 2019; 55, 485; doi:10.3390/medicina55080485.

15. Pesce, M. Ballerini P, Paolucci T, Puca I, Farzaei MH, Patruno A. Irisin and

Autophagy: First update. Int J Mol Sci. 2020; 21(20):7587. doi: 10.3390/ijms21207587.

16. Wren, A.M., Small, C.J., Ward, H.L., et al. The novel hypothalamic peptide ghrelin stimulates food intake and growth hormone secretion, Endocrinology 2000; 141, 4325-4328.

17. English, P.J., Ghatei, M.A., Malik, I.A., Bloom, S.R. and Wilding, J.P. Food fails to suppress ghrelin levels in obese humans, J. Clin. Endocrinol. Metab. 2002; 87, 2984.

18. Stoving, R.K., Andries, A., Brixen, K., Flyvbjerg, A., Horder, K. and Frystyk, J. Leptin, Ghrelin, and endocannabinoids: Potential therapeutic targets in anorexia nervosa, J. Psychiatric Res. 2009; 43, 671-9.

19. Martin, S.S., Qasim, A. and Reilly, M.P. Leptin Resistance: A possible interface of Inflammation and Metabolism in Obesity-related Cardiovascular disease, J. Am. Coll. Cardiol. 2008; 52, 1201-1210.

20. Morton, G.J. Hypothalamic leptin regulation of energy homeostasis and glucose metabolism, J. Physiol 2007; 583, 437-443.

21. Hewson, A.K., Tung, L.Y. Connell, D.W., Tookman, L. and Dickson, S.L. The rat arcuate nucleus integrates peripheral signals provided by leptin, insulin, and ghrelin mimetic, Diabetes 2002; 51, 3412-3419.

22. Levin, B.E. Why some of us get fat and what we can do about it, J. Physiol 2007; 583, 425-430.

23. Baldin,i G., Phelan, K.D. The melanocortin pathway and control of appetite-progress and therapeutic implications. J Endocrinol. 2019; 241(1) R1-33. DOI: https://doi.org/10.1530/JOE-18-0596.

4 Obesidad en niños y adolescentes

Salesa Barja
Máster en Nutrición Pediátrica
Profesora Asociada del Departamento de
Gastroenterología y Nutrición Pediátrica,
Facultad de Medicina, Pontificia Universidad
Católica de Chile. Hospital Josefina Martínez, Chile.

Louise Alison Baur
Cátedra de Salud Infantil y Adolescente, Facultad de
Medicina y Salud, Universidad de Sidney
Pediatra consultora, Red de Hospitales Infantiles de
Sidney, Australia.

Introducción

En las últimas cuatro décadas, se ha producido un aumento significativo en la prevalencia de la obesidad en niños y adolescentes en la mayoría de los países occidentalizados y, más recientemente, en los países en transición económica. La obesidad en la infancia y la adolescencia también puede asociarse a una serie de complicaciones, tanto a corto como largo plazo. Por lo tanto, si bien es fundamental prevenir la obesidad en los jóvenes, también lo es el tratamiento eficaz de los que son afectados por esta enfermedad. En este capítulo, se presenta información general sobre la prevalencia, causas, complicaciones, tratamiento y prevención de la obesidad en niños y adolescentes.

Definición de obesidad en la infancia y la adolescencia

La Organización Mundial de la Salud (OMS) define el sobrepeso y la obesidad como una «acumulación anormal o excesiva de grasa que puede ser perjudicial para la salud».

Al igual que en el caso de los adultos, las mediciones directas de la grasa corporal en niños y adolescentes no son viables en la práctica clínica habitual, en entornos comunitarios o en estudios a gran escala. En su lugar, se requieren métodos antropométricos sencillos. El índice de masa corporal (IMC; peso/altura^2; kg.m^{-2}) y el perímetro de la cintura (o el índice cintura-altura) se utilizan como medidas indirectas de la grasa corporal total y la distribución de grasa central, respectivamente.

El diagnóstico de obesidad en niños y adolescentes, debe tener en cuenta los cambios fisiológicos normales que se producen durante el crecimiento y el desarrollo físico desde la primera infancia hasta el final de la pubertad. El peso, la estatura (o la longitud en decúbito supino de niños menores de 2 años) y el IMC deben compararse con las referencias de crecimiento de la población para realizar un ajuste por las diferencias de sexo y edad.

En el caso del IMC, la referencia de crecimiento más utilizada para los niños de 0 a 5 años es el patrón de crecimiento de la OMS de 2006, por su carácter de seguimiento, su representación multicéntrica, multiétnica, y sus condiciones óptimas de alimentación y maternidad. Para los niños mayores, y los adolescentes, existen diferentes referencias de crecimiento, como la referencia de crecimiento de la OMS de 2007, recomendada para edades entre los 5 y los 19 años, y la referencia de crecimiento de los Centros para el Control y la Prevención de Enfermedades (CDC/2000) para las edades entre 2 y 20 años, en Estados Unidos. Las tablas del Grupo de trabajo internacional sobre obesidad para edades entre 2 y 18 años se desarrollaron a partir de gráficos del IMC por edad, representativos a nivel nacional de seis países, son útiles para la clasificación y los estudios epidemiológicos.

Tabla 1. *Indicadores antropométricos para definir el sobrepeso y la obesidad en niños y adolescentes.*

	OMS		CDC	GRUPO DE TRABAJO INTERNACIONAL SOBRE OBESIDAD
Edad (Referencia de crecimiento)	De 0 a 5 años (OMS 2006)	De 5 a 19 años (OMS 2007)	De 2 a 22 años (CDC 2000)	De 2 a 18 años (Cole et al.)[&]
Indicador	Peso/long. o peso/alt.	IMC/edad	IMC/edad	IMC (kg/m^2)
Obesidad grave	N.D.	z > +3	> percentil 99	Corresponde a un IMC de adulto >35
Obesidad	z > +3	z > + 2 a < + 3	> percentil 95	Corresponde a un IMC de adulto >30
Con sobrepeso	z > + 2 a < + 3	z > +1 a + 2	percentil 84 a 95	Corresponde a un IMC de adulto >25
Posible riesgo de sobrepeso	z > + 1 a + 2	N.D.	N.D.	N.D.

OMS: Organización Mundial de la Salud.
CDC: Centros para el Control y la Prevención de Enfermedades, EE. UU
Peso/long.: Peso para la longitud.
Peso/alt.: Peso para la altura.
IMC/edad: Índice de masa corporal para la edad.

z: puntuación z, relacionada con la mediana de la edad.
[&] Proporciona tablas de IMC y umbrales por edad y sexo para el sobrepeso y la obesidad, para niños de 2 a 18 años en correspondencia con los umbrales de los adultos.

Aunque existe cierta variación en los indicadores antropométricos utilizados en los distintos países para medir la obesidad, en los niños pequeños, la OMS recomienda el índice peso-altura y el IMC se utiliza en niños, en edad escolar, y en adolescentes.

En la Tabla 1, se muestran los indicadores antropométricos más comunes y los umbrales de definición del sobrepeso y la obesidad en niños y adolescentes, según diferentes referencias.

La obesidad abdominal o central se estima midiendo el perímetro de la cintura. En las poblaciones pediátricas, debe ajustarse en función de la edad y el sexo, ya que se producen cambios en las proporciones y la figura corporal antes y durante la pubertad. Existen algunas referencias internacionales, pero se recomienda usar las locales, debido a las posibles variaciones étnicas. Un índice de cintura-altura de >0,5 se utiliza, frecuentemente, como indicador sencillo de la adiposidad abdominal, sin necesidad de una referencia de comparación.

Prevalencia

La prevalencia de la obesidad infantil ha aumentado significativamente entre las últimas tres y cinco décadas, y se ha duplicado o incluso triplicado en algunos países. En la Figura 1, se muestra la prevalencia del sobrepeso y la obesidad en niñas y niños por separado, con datos de 191 países actualizados hasta 2022.

En 2014, la prevalencia mundial del sobrepeso en niños de 2 a 19 años era, aproximadamente, del 14,2%, mientras que la obesidad afectaba al 5% de la población. Estas tasas de prevalencia se han estabilizado en los países desarrollados, pero han aumentado en los países en desarrollo. Es importante destacar que la prevalencia de la obesidad severa, en

Figura 1. *Prevalencia de obesidad en (A) niños y (B) niñas*

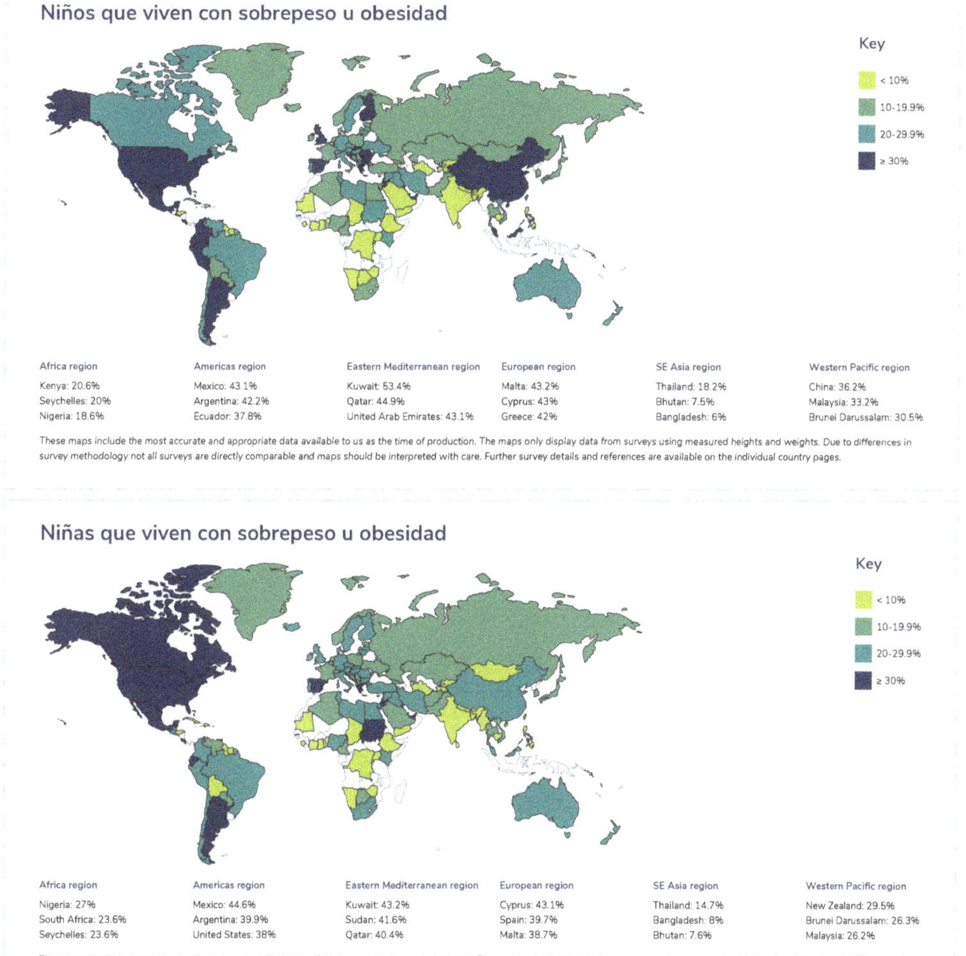

Reproducido desde la World Obesity Federation con autorización de esta.

la población pediátrica, está aumentando en muchos países, así como la de obesidad central y las comorbilidades asociadas.

Hay una gran variación entre regiones, con tasas elevadas en muchos países del Pacífico, Oriente Medio, África del Norte y América Latina (12-18%), pero tasas inferiores al 2% en lugares de África Oriental y Asia.

Las trayectorias de crecimiento son diferentes entre los niños, según el nivel de desarrollo del país. En un estudio realizado con niños en edad escolar de 200 países, en el que se analizaron los cambios producidos entre 1984 y 2019, se observó un aumento del IMC en los niños de la mayoría de los países, mientras que solo algunos aumentaron la estatura. Esto sugiere que, al menos para algunos, los cambios nocivos para la salud superaron los posibles efectos positivos de mejores condiciones de vida. Además, existen disparidades socioeconómicas dentro de los países: en aquellos de ingresos bajos y medios, los niños de mayor nivel socioeconómico corren mayor riesgo de presentar sobrepeso, mientras que en los países de ingresos elevados, son los niños socioeconómicamente desfavorecidos los que corren mayor riesgo de padecerlo.

Causas y factores de riesgo de la obesidad

Existen diversos factores genéticos, metabólicos, conductuales y del entorno que contribuyen al desarrollo de la obesidad. En su forma más simple, la obesidad es un trastorno crónico de desequilibrio energético derivado de un desajuste entre el gasto y la ingesta de energía. Varias vías fisiológicas influyen en el equilibrio energético, y el hipotálamo es el regulador central de la homeostasis energética.

Asociaciones genéticas y epigenéticas de la obesidad

La obesidad tiene una fuerte predisposición genética. Los estudios con niños adoptados o gemelos separados en los primeros años de vida sugieren una heredabilidad general del 25-50%. De este modo, la obesidad puede considerarse un trastorno poligénico (es decir, de varios genes), en el que cada gen predisponente modifica el umbral de aumento de peso. Los efectos de estos genes son muy variados, como la señalización del apetito y la saciedad, la señalización de las células grasas, las acciones hormonales, la energía y la regulación de los nutrientes, entre otros.

Las alteraciones de un solo gen, u obesidad monogénica, son muy poco comunes. La mayoría de las mutaciones tienen una herencia recesiva, excepto las mutaciones en el gen del receptor de melanocortina 4, que tiene un patrón de herencia autosómico dominante. Varios síndromes poco comunes, causados por defectos genéticos específicos o anomalías cromosómicas, comparten la obesidad como una de sus características. El más frecuente es el síndrome de Prader-Willi, caracterizado por la obesidad, la hipotonía muscular, la discapacidad intelectual, una baja estatura, el hipogonadismo hipogonadotrófico y un tamaño pequeño de pies y manos.

Los mecanismos epigenéticos pueden activar y desactivar genes sin cambiar la secuencia del ADN. Están influenciados por factores internos y externos (por ejemplo, la genética, las influencias hormonales, la actividad física y la nutrición), que son reversibles y pueden transmitirse a las generaciones posteriores. Se ha planteado que los mecanismos epigenéticos podrían formar parte de los procesos fisiopatológicos que vinculan tanto la obesidad como la desnutrición materna con la posterior obesidad de los hijos.

Asociaciones conductuales y del entorno de la obesidad

Los cambios en el entorno más amplio, que favorecen la obesidad, en las últimas décadas han influenciado, en gran medida, el aumento de la prevalencia de la obesidad.

En un principio, la relación entre ver televisión y la obesidad, en la infancia y la adolescencia, se documentó mediante estudios transversales y longitudinales. Más recientemente, hemos visto la influencia generalizada de las «pequeñas pantallas», de los teléfonos inteligentes, las tabletas, las computadoras portátiles y los dispositivos de juego, en el desarrollo de la obesidad. La exposición a las pantallas influye en el riesgo de obesidad en niños y adolescentes de diferentes maneras: a través de una mayor exposición a la publicidad de alimentos, un mayor consumo de alimentos y bebidas de alto contenido energético mientras ven las pantallas, una reducción del tiempo dedicado a actividades más físicas y el refuerzo de los comportamientos sedentarios.

La disminución de los niveles de actividad física y el aumento de los comportamientos sedentarios también contribuyen de forma importante al desarrollo de la obesidad. Los niños, los adolescentes y sus familias se han vuelto menos activos como consecuencia de la pérdida de espacios públicos de ocio, el aumento del transporte motorizado, la percepción de falta de seguridad en los barrios, la disminución del transporte activo (por ejemplo, los traslados en bicicleta, a pie o en transporte público) para ir y volver de la escuela, así como el aumento del entretenimiento pasivo.

También se han producido importantes cambios en la ingesta de alimentos en las últimas décadas. Entre ellos se encuentran un mayor consumo de alimentos de alto contenido energético y pocos micronutrientes; un mayor consumo de bebidas azucaradas y, posiblemente, de jugos de frutas; la publicidad intensiva y el mayor consumo de comida rápida de alto contenido energético; y entornos escolares que promueven opciones alimentarias menos saludables para los niños. La contribución relativa de determinados patrones alimentarios (por ejemplo, saltarse el desayuno, picar entre horas con frecuencia, no comer en familia), el tamaño de las raciones, la ingesta de grasas (en lugar de energía) y el índice glucémico, al desarrollo de la obesidad sigue sin estar clara, aunque todos ellos pueden ser factores importantes.

Cada vez hay más pruebas de que las pocas horas de sueño, su mala calidad y acostarse tarde se asocian con un mayor riesgo de obesidad. La calidad y la duración del sueño están estrechamente relacionadas con otros comportamientos que favorecen la obesidad. Por ejemplo, el aumento del tiempo de pantalla se asocia con un retraso en el inicio del sueño y una menor duración de este, mientras que el sueño insuficiente se asocia con un aumento en la ingesta de alimentos y un menor nivel de actividad física.

Factores de riesgo en los primeros años de vida

Existen varios factores en los primeros años de vida que pueden aumentar el riesgo de que un niño padezca obesidad más adelante. Un IMC elevado antes del embarazo, un aumento de peso excesivo y la diabetes gestacional de la madre se asocian con el desarrollo posterior de la obesidad en los hijos. Entre las exposiciones alimentarias tempranas que parecen aumentar el riesgo de obesidad en los niños se incluyen la reducción de la lactancia materna, la introducción temprana de alimentos sólidos y estilos de alimentación restrictivos o de control. Por el contrario, un estilo de alimentación receptivo que reconozca las señales de hambre y saciedad del niño, parece protegerlo contra el desarrollo de la obesidad.

Entre otros factores de riesgo en los primeros años de vida, se incluyen el tabaquismo durante el embarazo; la exposición al humo en el hogar en los primeros años de vida; el uso de antibióticos en los primeros años de vida que, posiblemente, influirán en el microbioma intestinal; y las experiencias adversas en la infancia, como el abuso, la disfunción familiar y el abandono.

Trastornos médicos asociados con la obesidad

La obesidad puede producirse a causa de una serie de trastornos médicos, entre los que se incluyen varios trastornos endocrinos (p. ej., hipotiroidismo, hipercortisolismo y deficiencia de la hormona del crecimiento), daños en el sistema nervioso central (p. ej., daños hipotalámico-pituitarios debidos a una intervención quirúrgica o un traumatismo) y con posterioridad a una neoplasia maligna (p. ej., leucemia aguda). Hay varios agentes farmacológicos que favorecen la obesidad, como los glucocorticoides, algunos antiepilépticos (p. ej., el valproato de sodio), los antipsicóticos (p. ej., la risperidona) y la insulina.

Evaluación clínica

La evaluación clínica se basa en mantener una relación estrecha y respetuosa entre el equipo de salud y la familia, que debe establecerse desde la primera visita. Hay que promover la motivación y el apoyo de todos los miembros de la familia para mejorar el cumplimiento del tratamiento. Cada niño o adolescente, tiene una historia diferente y única que debemos conocer y tener en cuenta; debemos identificar los factores de riesgo que favorecen la obesidad y los factores de protección que ayudarán a abordar las preocupaciones relacionadas con el peso.

El sistema de atención primaria, debe anticiparse a los hechos e identificar a los bebés y niños que corren un mayor riesgo de desarrollar obesidad. El control periódico de la estatura/longitud, el peso y el IMC desde el primer año, y el registro frecuente en las tablas de crecimiento, permitirán detectar a tiempo los aumentos anómalos de peso y altura.

La evaluación clínica de un niño o adolescente con obesidad requiere un historial clínico, un examen físico completo y algunas pruebas de laboratorio.

Historial clínico

Es fundamental descubrir las motivaciones, preocupaciones y expectativas del paciente (especialmente, en adolescentes) y de sus padres. Es importante conocer el historial de peso y las intervenciones anteriores. Además, se debe reconocer la importancia de la participación del niño o adolescente.

Se requiere conocer los antecedentes sobre el embarazo (incluida la obesidad materna o la diabetes gestacional) y el recién nacido (peso y talla), así como realizar la revisión de los signos y síntomas asociados a la obesidad en los diferentes sistemas corporales.

Es necesario caracterizar el historial alimentario y detallar el lugar, la frecuencia, el tamaño de la ración y las preferencias alimentarias. Un historial alimentario típico que abarque 24 horas proporciona información muy útil sobre los patrones y hábitos alimentarios del paciente y la familia.

Pregunte sobre la actividad física habitual y los comportamientos sedentarios (pantallas, tiempo en interiores), los patrones de sueño y las actividades familiares.

Debe obtenerse el historial familiar de sobrepeso, enfermedades crónicas (diabetes, dislipidemias, hipertensión o enfermedades cardiovasculares), trastornos alimentarios, cirugía bariátrica o trastornos psiquiátricos. La situación social de la familia es importante, sobre todo si el niño vive en más de un hogar o está bajo el cuidado de otros miembros de la familia.

Pregunte sobre la escolarización del niño, su progreso académico y adaptación. Compruebe lo que le gusta o disgusta, en particular, y si ha sufrido acoso. En el caso de los adolescentes, utilice una entrevista estructurada personal y confidencial (evaluación HEEADSSS) para obtener información sobre el hogar, el entorno, las interacciones familiares y los comportamientos de riesgo.

Examen físico

El examen físico tiene como objetivo cuantificar el grado de obesidad, identificar las complicaciones asociadas y buscar indicios de causas secundarias. Aunque mucho menos del 5% de los pacientes tendrá una patología o causa orgánica a la que se deba la obesidad, es particularmente importante mantenerse alerta y derivarlos a servicios de atención secundaria o terciaria para la realización de una evaluación endocrina o genética con herramientas específicas. En la Tabla 2, se muestran los aspectos a tener en cuenta en el examen físico.

Tabla 2. *Evaluación clínica: examen físico.*

EVALUACIÓN FÍSICA	COMENTARIOS, SEÑALES DE ALARMA DE LA OBESIDAD SECUNDARIA E INDICIOS DE COMPLICACIONES
General	Actitud, desarrollo psicomotor (lento en algunos síndromes genéticos, como el síndrome de Prader-Willi, o patologías endocrinas, como el hipotiroidismo). Proporciones corporales (longitud del tronco y de las extremidades), características especiales (síndromes genéticos).
Piel, cabello y uñas	Estrías (obesidad simple, síndrome de Cushing), hiperpigmentación, acantosis nigricans o acrocordones (resistencia a la insulina); foliculitis, intertrigo o hirsutismo (síndrome de ovario poliquístico, síndrome de Cushing); rozaduras; equimosis (síndrome de Cushing); cabello seco y áspero, o cabello quebradizo (hipotiroidismo).
Presión arterial	Utilizar un esfigmomanómetro del tamaño adecuado para la edad y comparar con referencias ajustadas a la edad, el sexo y la altura.
Antropometría	Medición estandarizada del peso y la estatura Calcular y graficar el peso, la estatura (longitud) y el IMC para la edad. Estatura alta (brote avanzado, síndromes genéticos) o baja (hipotiroidismo). Velocidad de crecimiento (un crecimiento acelerado en los primeros 2 años o más de +4 de desviación estándar deben estudiarse). Medir el perímetro de la cintura (calcular el índice cintura-estatura).

Cabeza, cuello	Agrandamiento de las amígdalas; hematomas en el paladar; erosiones dentales (trastorno alimentario); caries dentales. Bocio.
Cardiorespiratorio	Síntomas clínicos de asma, intolerancia al ejercicio.
Abdominal	Sensibilidad abdominal, estrías, hepatomegalia o masas fecales (ambas difíciles de evaluar en pacientes con obesidad moderada o grave).
Musculoesquelético	Movilidad, amplitud de movimiento de la cadera (deslizamiento de la epífisis capital femoral), arqueación tibial (enfermedad de Blount), pies planos.
Sistema nervioso	Papiledema (pseudotumor cerebri).
Genitourinario, estadio de Tanner	Maduración observada o declarada. Examen genital (testículos no descendidos, microorquidismo, síndrome de Prader-Willi).

Pruebas

Las pruebas de laboratorio pueden complementar la evaluación clínica, con el fin de buscar complicaciones metabólicas y algunas causas de la obesidad. Están justificadas en la mayoría de los adolescentes con obesidad y en todos los pacientes con obesidad grave, con síntomas clínicos o con un historial que sugiera la existencia de complicaciones (p. ej., acantosis nigricans) o con un historial familiar de enfermedad cardiometabólica. Entre las pruebas de primera línea, se suelen incluir pruebas de función hepática, perfil lipídico, glucosa y posiblemente insulina, función tiroidea y 25-OH vitamina D. Entre las pruebas de segunda línea, se incluyen la hemoglobina glicosilada, prueba de tolerancia a la glucosa oral y estudios endocrinos o genéticos adicionales

Complicaciones de la obesidad

Todos los sistemas corporales pueden verse afectados por la obesidad a corto, mediano o largo plazo. Eso dependerá de la edad y gravedad de la obesidad. Un importante historial familiar de enfermedades cardiometabólicas determina que, el niño o el adolescente, presente un mayor riesgo de sufrir complicaciones cardiometabólicas. En la Tabla 3, se enumeran las complicaciones de la obesidad, en la infancia y la adolescencia, que deben detectarse de manera precoz y tratarse.

***Tabla 3.** Complicaciones de la obesidad en la infancia y la adolescencia*

SISTEMA	A CORTO PLAZO	A LARGO PLAZO
Problemas psicosociales	Disminución de la autoestima; aislamiento social y discriminación; acoso; trastornos de la imagen corporal; bulimia; dificultades de aprendizaje; alteración del estado de ánimo.	Un peor nivel social y económico de adulto; mayor riesgo de padecer trastornos alimentarios posteriores.
Problemas ortopédicos	Dolor en las articulaciones de los miembros inferiores; mayor riesgo de caídas; esguinces y fracturas; dolor de espalda; deslizamiento de la epífisis capital femoral; enfermedad de Blount; pie plano.	Artrosis de cadera y rodilla.
Sistema respiratorio	Apnea obstructiva del sueño; asma; disminución de la tolerancia al ejercicio.	
Sistema endocrino	Resistencia a la insulina; intolerancia a la glucosa; irregularidades menstruales; síndrome de ovario poliquístico; retraso o aceleración de la pubertad; hipotiroidismo.	Diabetes mellitus de tipo 2; infertilidad.
Sistema cardiovascular	Hipertensión; dislipidemia; elevación de los marcadores inflamatorios; hipertrofia ventricular izquierda.	Enfermedad arterial coronaria del adulto.
Sistema gastrointestinal	Reflujo gastroesofágico; estreñimiento.	Enfermedad del hígado graso de origen no alcohólico; cálculos biliares.
Piel	Acantosis nigricans; estrías; acné; intertrigo; hirsutismo; rozaduras; exceso de sudoración.	
Sistema nervioso	Hipertensión intracraneal benigna	
Problemas dentales	Mayor riesgo de caries dentales y enfermedad periodontal.	
Deficiencias de micronutrientes	Anemia ferropénica; deficiencia de vitamina D; deficiencia de vitamina B12.	
Sistema inmunitario	Disregulación inmunitaria, con propensión a infecciones más graves.	

Tratamiento

¿Cuáles son los objetivos del tratamiento?

Entre los objetivos de un tratamiento eficaz, en niños y adolescentes con obesidad, se incluyen una reducción del IMC o del peso, una mejora de las complicaciones asociadas con la obesidad, una reducción de los marcadores de riesgo de futuras complicaciones o un cambio en la trayectoria de aumento de peso. Puede que el niño o adolescente, los padres y el profesional de salud, tengan distintas prioridades, por lo que es importante que los objetivos del tratamiento se comenten y revisen periódicamente.

Estrategias de tratamiento

Las revisiones sistemáticas y los metaanálisis de los ensayos de tratamiento de la obesidad, en niños y adolescentes muestran que los cambios en el estilo de vida familiar pueden mejorar de forma leve o moderada el peso y los resultados cardiometabólicos. Cuanto mayor sea la duración del tratamiento, mayor será la pérdida de peso observada. Los cambios en el estilo de vida también producen mejoras en los lípidos sanguíneos, la insulina en ayunas y la presión arterial, hasta un año después del inicio.

Algunos de los desafíos del tratamiento son que las clínicas de obesidad «reales» suelen contar con menos recursos, sufrir más desventajas sociales, o tener una variedad más amplia de comorbilidades, que los que

---

Tabla 4. *Principios de manejo de la obesidad*

- Manejo de las comorbilidades asociadas con la obesidad
- Participación de la familia
- Enfoque adecuado al nivel de desarrollo
- Modificación de la conducta a largo plazo
- Cambios en la dieta
- Aumento de la actividad física
- Reducción de los comportamientos sedentarios
- Mejora de los patrones de sueño
- Planificación de estrategias de mantenimiento del peso a largo plazo
- Consideración del uso de farmacoterapia, intervenciones dietéticas más intensivas y cirugía bariátrica en adolescentes con obesidad más grave

participan en los ensayos clínicos, lo que dificulta el cumplimiento del tratamiento.

Sin embargo, los principios generales del manejo de la enfermedad son bien conocidos, como se indica en la Tabla 4.

Complicaciones asociadas con la obesidad

Las complicaciones de la obesidad, como la resistencia a la insulina, la apnea del sueño, la enfermedad del hígado graso o la diabetes de tipo 2 deben identificarse y tratarse. Es preferible que los pacientes sean tratados de forma coordinada por los equipos de especialistas pertinentes. En todos los casos, el manejo eficaz del peso es un aspecto clave del tratamiento.

Terapias convencionales para manejo del peso

Enfoque familiar

Muchos ensayos clínicos indican que la intervención familiar puede provocar una pérdida de peso relativa a largo plazo, es decir, de 2 a 10 años. La participación de los padres en el tratamiento de los niños preadolescentes con obesidad es vital, y es probable que también sea importante para la mayoría de los adolescentes. Hay que animar a los padres y a los cuidadores a que sean modelos de un estilo de vida saludable y que proporcionen entornos propicios para la alimentación sana y vida activa.

Enfoque adecuado para el nivel de desarrollo

En el caso de los preadolescentes, el peso y el bienestar pueden mejorar tras las intervenciones centradas en los padres, incluso sin la participación directa del menor. En el caso de los adolescentes, es necesario un enfoque algo diferente; por lo general, es conveniente que el terapeuta tenga sesiones solo con el adolescente.

Cambios conductuales a largo plazo:

El uso de una amplia gama de estrategias de cambios conductuales puede mejorar los resultados del peso. El establecimiento de objetivos puede incluir metas de rendimiento, tales como: cambiar las rutinas de alimentación, del tiempo de pantalla o de actividad física. Esto puede incluir, por ejemplo, no comprar refrescos o reducir el uso de dispositivos móviles a menos de dos horas al día. Otra técnica, denominada «control de los estímulos», consiste en restringir los desencadenantes del entorno para ayudar a controlar el peso, por ejemplo, no comer delante de la televisión o utilizar platos más pequeños en casa. Otra técnica, frecuentemente utilizada es el autocontrol: el uso de un diario de comidas o la medición diaria de la actividad física con un podómetro. Es necesario que los padres sean modelos a seguir para poder lograr un cambio conductual, sostenible a largo plazo.

Cambios en la dieta y los comportamientos alimentarios

Los cambios en la dieta son un elemento clave para el manejo del peso, aunque ningún régimen en particular es, necesariamente, superior a otro. En general, los cambios en la dieta deben seguir las directrices alimentarias nacionales y hacer hincapié en las comidas regulares; comer en familia; aumentar la ingesta de verduras y frutas; elegir alimentos ricos en nutrientes con un contenido energético e índice glucémico más bajos; optar por aperitivos saludables; disminuir el tamaño de las raciones; beber agua como bebida principal y reducir el consumo de bebidas azucaradas. Para lograr cambios a largo plazo, es necesaria la participación de toda la familia.

Actividad física

En la práctica clínica, la mejor forma de incrementar la actividad física puede ser el resultado de un cambio en la actividad incidental, o no planificada, como por ejemplo caminar o ir en bicicleta, realizar tareas domésticas y jugar. Los programas de ejercicio organizados, no obstante, son importantes y animan a niños y adolescentes para elegir actividades que les gusten y sean sostenibles.

Diversas directrices nacionales recomiendan que los niños mayores de 5 años, y los adolescentes, participen en al menos 60 minutos de actividades físicas de moderadas a vigorosas al día. Sin embargo, las personas con obesidad, especialmente los adolescentes,

pueden experimentar influencias negativas de sus compañeros y tener una menor tolerancia al ejercicio o habilidades motoras básicas reducidas. Es posible que los padres tengan que facilitar el acceso a zonas de ocio o equipos recreativos alternativos.

Comportamientos sedentarios

En el siglo XXI, las pantallas están por todas partes. Los niños y jóvenes suelen tener acceso a televisores, DVD, tabletas, teléfonos inteligentes y dispositivos de juego. Limitar la televisión y otras actividades de ocio con pantallas pequeñas a menos de 2 horas al día es una buena estrategia, pero puede resultar difícil. Podría ser de utilidad el uso complementario de pantallas y programas informáticos como parte de la terapia, para hacer un seguimiento y motivar a los niños de forma creativa. La participación de los padres es vital y puede incluir la supervisión y la limitación del uso de pantallas, así como convertirse en modelos a seguir de comportamientos saludables.

Patrones de sueño

Teniendo en cuenta los estudios realizados con adultos, las intervenciones relacionadas con el sueño en el tratamiento de niños y adolescentes con obesidad podrían mejorar el peso y el bienestar. Entre las estrategias, se pueden incluir acostarse a una hora más temprano, la retirada de los dispositivos electrónicos con pantalla del dormitorio y normas familiares sobre la exposición a pantallas antes de acostarse. Es importante destacar que centrarse en el sueño aporta beneficios adicionales para la salud general, el estado de ánimo, el rendimiento escolar y la calidad de vida.

Mantenimiento del peso a largo plazo

En los adultos, se recomienda un programa de mantenimiento del peso para aquellos que han experimentado una pérdida de peso inicial. Podría tratarse de programas de grupo en un entorno comunitario, o el apoyo continuo de un terapeuta, por teléfono o en persona, posiblemente una vez al mes como mínimo, durante 12 meses o más. La sostenibilidad de este enfoque en los entornos de la salud habituales y la aplicabilidad a la población infantil y adolescente siguen sin estar claras.

Terapias adicionales

El uso de terapias adicionales debe producirse en el marco de un programa de manejo de peso conductual y limitarse a centros especializados con experiencia en el manejo de la obesidad grave.

Los fármacos actuales contra la obesidad, están limitados tanto en número como en disponibilidad, y son pocos los subvencionados por los organismos gubernamentales. Las recomendaciones existentes sobre el manejo de la obesidad pediátrica sugieren que el tratamiento farmacológico (principalmente el orlistat, un inhibidor de la lipasa gastrointestinal y pancreática) puede utilizarse en el tratamiento de los adolescentes con obesidad grave, en el contexto de un protocolo de atención terciaria proporcionado por un equipo de atención multidisciplinario y que incorpore asesoramiento periódico sobre la dieta y la actividad. En el caso de los adolescentes con obesidad y resistencia a la insulina, podría ser útil el uso de metformina, un agente sensibilizador de la insulina. Además, se han realizado estudios para evaluar la efectividad y seguridad del Topiramato y los agonistas de GLP1 en adolescentes. En 2020, uno de los agonistas de GLP1, la liraglutida, fue aprobado por la FDA para el control del peso en niños de 12 años o más con obesidad. Esto se basó en un estudio que demostró una reducción del IMC en -0,23 DE en la semana 56 de seguimiento. Recientemente la combinación Fentermina-Topiramato fue aprobada en niños a partir de los 12 años de edad. Sin embargo, se necesita más evidencia con respecto a los efectos secundarios asociados y el seguimiento a largo plazo. Es probable que las recomendaciones de tratamiento se amplíen en los próximos años a medida que se disponga de los resultados de otros estudios de medicamentos.

En las directrices consensuadas sobre la cirugía bariátrica para adolescentes, se ha destacado su utilidad para adolescentes con obesidad más grave, teniendo en cuenta la capacidad de decisión del adolescente y su madurez física, así como la presencia de un entorno familiar de apoyo. Se ha destacado la necesidad de que el tratamiento se realice en centros con equipos multidisciplinarios de manejo de peso, que la cirugía bariátrica se lleve a cabo en instituciones terciarias con experiencia y que se realice un seguimiento multidisciplinario a largo plazo.

También podrían resultar útiles los cambios en la dieta más intensivos para adolescentes con obesidad grave, como una dieta de contenido energético muy bajo. Por lo general, se ingieren menos de 800 calorías al día, con menos de 50 g de hidratos de carbono y un aporte adecuado de micronutrientes. Debido a la dificultad para cumplir la estricta ingesta calórica, esta dieta solo se recomienda para períodos cortos de tiempo. El carácter intensivo de la dieta, requiere un seguimiento constante por parte de los profesionales de la salud; no obstante, estas dietas podrían constituir una alternativa a las terapias farmacológicas o a las intervenciones quirúrgicas para tratar a los adolescentes con obesidad grave.

Preocupación por la alimentación disfuncional y los trastornos alimentarios

A la hora de aconsejar a los pacientes y sus familias sobre los cambios en la dieta o el control de peso, ¿existe un riesgo potencial de que se desarrolle un trastorno alimentario? Aunque la mayoría de las personas con obesidad no padecen trastorno por atracón, cuanto más grave sea la obesidad, más probable será que el paciente lo padezca. Además, la obesidad en la infancia o la obesidad de los padres, es un factor de riesgo para la aparición de bulimia poste-

rior, y los adolescentes con sobrepeso son más propensos a adoptar, por su cuenta, comportamientos poco saludables y darse atracones. Sin embargo, hay pruebas sólidas de que los programas de obesidad pediátrica dirigidos por profesionales no incrementan este riesgo y, de hecho, pueden mejorar el bienestar psicológico. Esto pone de manifiesto la necesidad de realizar intervenciones de control de peso gestionadas por expertos para evitar el riesgo de trastornos alimentarios.

Prevención

La prevención es la forma más eficaz de resolver el enorme problema epidemiológico de la obesidad. Sin embargo, debe producirse a lo largo de toda la vida: comenzando en la etapa intrauterina, favoreciendo un peso saludable en la madre embarazada, fomentando la lactancia materna y promoviendo hábitos alimentarios y de actividad física saludables, durante la infancia y la adolescencia, hasta la edad adulta.

Los modelos socio ecológicos nos ayudan a entender que, para un tema complejo como la obesidad, hay que incluir todos los subsistemas que rodean al niño. Aunque toda la sociedad tiene la responsabilidad de desarrollar y promover entornos de alimentación y actividad física saludables, a nivel individual, los padres y las familias deben proporcionar un entorno doméstico saludable y una alimentación receptiva dentro de un modelo general de crianza respetuosa.

Por último, somos conscientes de que

el niño también puede ser un agente de cambio familiar: al centrarse en la salud de su hijo, los padres pueden cambiar sus propias conductas. Sin embargo, no pueden hacerlo solos, sino que necesitan el apoyo de la sociedad en general.

En 2017, en el informe de la Comisión de la Organización Mundial de la Salud para acabar con la obesidad infantil se destacaron seis recomendaciones clave para luchar contra la obesidad (Figura 2).

Conclusiones

La obesidad en los adolescentes es un reto sanitario del siglo XXI que afecta a los jóvenes tanto de países de ingresos bajos y medios como de países de ingresos elevados. El tratamiento se basa, en gran medida, en respaldar cambios sostenidos en el estilo de vida, incorporando la participación de la familia y un enfoque apropiado para el desarrollo. El tratamiento farmacológico y la cirugía bariátrica pueden resultar útiles en el manejo de adolescentes con obesidad, pero siempre con la necesidad de realizar cambios más intensivos en la alimentación.

Dada la magnitud del problema, es necesario aplicar una serie de estrategias de prevención, a través de numerosos niveles o sectores, que influyan en la alimentación y la actividad física, desde políticas públicas y acciones gubernamentales, hasta cada comunidad y familia. Las numerosas carencias de conocimiento en este ámbito ponen de relieve la importancia de contar con evaluaciones e investigaciones continuas.

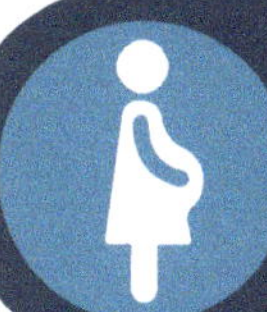

Figura 2. *Seis áreas de acción clave del informe de la Comisión para acabar con la obesidad infantil de la Organización Mundial de la Salud.*

Referencias

1. Barlow SE and the Expert Committee. Expert committee recommendations regarding the prevention, assessment, and treatment of child and adolescent overweight and obesity: summary report. Pediatrics 2007;120 Supplement December S164—S192.

2. Cole TJ, Bellizzi MC, Flegal KM, Dietz WH. Establishing a standard definition for child overweight and obesity worldwide: international survey. BMJ. 2000; 320:1240-3.

3. Flynn JT, Kaelber DC, Baker-Smith CM, et al. Subcommittee on screening and management of high blood pressure in children. Clinical Practice Guideline for Screening and Management of High Blood Pressure in Children and Adolescents. Pediatrics. 2017 Sep;140(3): e20171904.

4. Kuczmarski R, Ogden CL, Grummer-Strawn LM, et al. CDC Growth Charts: United States. Hyattsville, MD: National Center for Health Statistics; 2000.

5. Mihrshahi S, Gow ML, Baur LA. Contemporary approaches to the prevention and management of Paediatric obesity: an Australian focus. Med J Aust. 2018 Sep 17;209(6):267-274.

6. NCD Risk Factor Collaboration (NCD-RisC). Height and body-mass index trajectories of school-aged children and adolescents from 1985 to 2019 in 200 countries and territories: a pooled analysis of 2181 population-based studies with 65 million participants. Lancet. 2020 Nov 7;396(10261):1511-1524.

7. Report of the Commission on Ending Childhood Obesity. Implementation plan: executive summary. Geneva: World Health Organization; 2017(WHO/NMH/PND/ECHO/17.1). Licence: CC BY-NC-SA 3.0 IGO.

8. World Health Organization. World Health Organization Child Growth Standards. 2006. Available at: https://www.who.int/tools/child-growth-standards/standards.

9. World Health Organization Growth reference data for children and adolescents, 5-19 years. Available at: https://www.who.int/toolkits/growth-reference-data-for-5to19-years.

10. World Obesity Federation. Global Atlas on Childhood Obesity. Available at: https://www.worldobesity.org/.

5 Diagnóstico y clasificación de la obesidad

Alex Valenzuela Montero
Nutrición y Dietética, Facultad de Medicina,
Clínica Alemana
Universidad del Desarrollo
Santiago, Chile.

Desde la década de 1980, el diagnóstico de obesidad se ha basado, mayoritariamente, en el uso del índice de masa corporal (IMC) a pesar de las importantes limitaciones que posee al cuantificar la grasa corporal y su distribución, lo que conduce a clasificar erróneamente a un alto número de personas y tener una baja exactitud para identificar pacientes de alto riesgo. Es por ello, que han surgido numerosas técnicas de evaluación de la composición corporal, nuevos índices antropométricos y métodos de clasificación de la obesidad, con el propósito de lograr un mejor diagnóstico para identificar a pacientes con mayor riesgo cardiometabólico y mortalidad, y que por tanto, requieren un tratamiento más urgente, como son aquellos que presentan obesidad abdominal y/o patologías asociadas a la obesidad.

Diagnóstico y clasificación de obesidad según índice de masa corporal

El índice de masa corporal (IMC) es una medida antropométrica indirecta de la adiposidad total definido por el peso (kg) dividido por la altura al cuadrado (m²), descrito por primera vez por el matemático y astrónomo belga Adolphe Quetelet en 1832 y reincorporado y validado a la práctica médica por Ancel Keys en 1972. Es, actualmente, el indicador antropométrico más aceptado para diagnosticar y clasificar la obesidad, en adultos y niños, en ámbitos clínicos y epidemiológicos a pesar de tener varias falencias, particularmente su imposibilidad de cuantificar la grasa corporal y su distribución, lo que determina muchas veces clasificar erróneamente el estado nutricional de las personas al no dimensionar el impacto en la salud actual ni el riesgo de desarrollar comorbilidades. Tampoco evalúa correctamente la reducción de masa grasa y muscular durante la pérdida de peso corporal.

Así, por ejemplo, el IMC clasificará erróneamente el estado nutricional de atletas con incremento de la masa muscular, en pacientes con edema, y en adultos mayores con sarcopenia. Por otra parte, la distribución abdominal o central de la grasa corporal, es decir aquella ubicada, mayoritariamente, en la mitad superior del cuerpo, se acompaña habitualmente de un aumento de la grasa visceral, asociándose a patologías metabólicas, lo cual no es evidenciado por el IMC.

A pesar de todos estos inconvenientes, el IMC es considerado, no sin controversias, una medida sencilla, accesible, reproducible y práctica para el diagnóstico de obesidad, debido a que se correlaciona con la masa grasa y se asocia con morbimortalidad en estudios epidemiológicos, siendo ampliamente aceptados los puntos de corte actuales para diagnosticar sobrepeso y obesidad recomendados por la Organización Mundial de la Salud (OMS) en 1995 e incorporados en las principales guías de práctica clínica para el manejo de la obesidad. La OMS recomienda utilizar puntos de corte de IMC ≥ 25 kg/m² y ≥ 30 kg/m² para diagnosticar sobrepeso y obesidad en la población adulta (Tabla 1), excepto para los individuos asiáticos, donde un IMC ≥ 23 kg/m² y ≥ 25 kg/m² definen sobrepeso y obesidad, respectivamente, mientras que entre 18,5 y 22,9 kg/m² peso normal. Ello, debido a que la población asiática presenta mayor riesgo de enfermar, al tener mayor adiposidad total y visceral que otras poblaciones con igual IMC.

y sexo. No obstante, la OMS y el Grupo de Trabajo Internacional sobre Obesidad (IOTF), utilizan criterios diferentes.

En consideración a los inconvenientes que presenta el IMC, otras medidas antropométricas clínicas complementarias que se correlacionan más estrechamente con la adiposidad, distribución y morbilidad, están

Tabla 1. *Clasificación del sobrepeso y obesidad por IMC, circunferencia de la cintura y riesgo de enfermedad asociado*

Índice de masa corporal (kg/m²)	Riesgo de enfermedad	
	Circunferencia cintura (cm)*	
	Hombres < 102 Mujeres < 88	Hombres ≥ 102 Mujeres ≥ 88
Bajo peso < 18,5	--	--
Normal 18,5 – 24,9	--	--
Sobrepeso 25,0 – 29,9	Aumentado	Alto
Obesidad grado I 30,0 – 34,9	Alto	Muy alto
Obesidad grado II 35,0 – 39,9	Muy alto	Muy alto
Obesidad grado III ≥ 40	Extremadamente alto	Extremadamente alto

* El aumento de la CC puede ser un marcador de mayor riesgo incluso en personas con un peso normal.

Arbitrariamente, se han descrito otras subcategorías de IMC para los extremos más elevados, definiendo como super obesidad cuando un paciente presenta un IMC ≥ 50 kg/m², super super obesidad para aquellos pacientes con IMC ≥ 60 kg/m² y mega obesidad para quienes presentan un IMC ≥ 70 kg/m².

En niños y adolescentes, los Centros para el Control y la Prevención de Enfermedades (CDC), utilizan un umbral de IMC por sobre el percentil 85 y 95 para definir sobrepeso y obesidad, respectivamente, en comparación con los niños de la misma edad

siendo empleadas, como la circunferencia de la cintura (CC), el índice cintura- cadera (ICC) y el índice cintura-altura (ICA), al igual que diversas técnicas de medición de la grasa corporal total y regional.

Especialmente para aquellas personas con un IMC elevado (> 25 kg/m²), la medición de CC es un parámetro muy útil y necesario que debe medirse periódicamente para identificar a quienes tienen un mayor riesgo cardiometabólico producto de un aumento de la adiposidad visceral. Por lo tanto, la integración de la CC al IMC en la evaluación clínica diaria permite identificar el fenotipo de obesidad de mayor riesgo de manera más precisa que por separado, incluso en personas de IMC normal, pero con grasa abdominal aumentada (Tabla 1).

Los estudios poblacionales que analizan la relación entre las categorías de peso y la supervivencia en adultos, muestran una relación en "forma de J" entre el IMC y la mortalidad por todas las causas, es decir, incrementándose en ambos extremos. La mayor mortalidad por todas las causas asociada con un IMC menor a 18,5 kg/m², posiblemente, refleje el hecho de que muchos de ellos han perdido peso debido a una enfermedad.

Diagnóstico de obesidad según porcentaje de grasa corporal

La OMS define la obesidad como una acumulación anormal o excesiva de grasa corporal que puede perjudicar la salud y, por tanto, en lo posible debiera cuantificarse la grasa corporal total para su correcto diagnóstico, más aun teniendo en cuenta lo impreciso que resulta el IMC para su valoración. La cantidad de grasa corporal, considerada fisiológicamente normal, varía ampliamente entre las personas, especialmente de acuerdo a la edad, actividad física, raza y sexo, no existiendo consenso sobre los puntos de corte óptimos para el diagnóstico de obesidad basado en el porcentaje de grasa corporal.

Se considera, en adultos, valores promedios normales de grasa corporal entre un 15% a 20% en hombres, y entre un 20% a 25% en mujeres, diagnosticándose obesidad cuando el porcentaje de grasa corporal es ≥ 25% y ≥ 30% en hombres y mujeres, respectivamente, aunque en este último grupo se ha definido también con valores ≥ 33% e incluso ≥ 35% de grasa corporal.

La cuantificación, total o regional, de la grasa corporal puede realizarse a través de métodos directos (disección de cadáver) e indirectos. Dentro de los indirectos se encuentran, principalmente, el pesaje bajo el agua o hidrodensitometría, la pletismografía por desplazamiento de aire (Bod-Pod) y absorciometría de rayos X de energía dual (DXA), los que permiten estimar la cantidad total de grasa corporal con una alta precisión (considerados estándares de oro), pero también están la resonancia magnética y tomografía axial computarizada que evalúan finamente la grasa regional (considerados estándares de oro para medir depósitos viscerales), todas técnicas de alto costo y poca disponibilidad, por lo que su uso queda restringido, preferentemente, para la investigación. En la práctica diaria, los más utilizados para evaluar la grasa corporal se basan en medidas antropométricas y dispositivos simples por su facilidad de ejecución y bajo costo. Incluyen CC, ICC, pliegues cutáneos (plicometría) e impedancia bioeléctrica.

Pletismografía por desplazamiento de aire

La evaluación de la composición corporal, mediante pletismografía por desplazamiento de aire, conocida comercialmente como Bod-Pod (*Life Measurement, Concord,*

CA), se realiza a través de un dispositivo computarizado que permite determinar el volumen corporal midiendo el volumen de aire que el cuerpo desplaza dentro de la cámara. Se utiliza, a su vez, para calcular la densidad corporal y a través de ella, el porcentaje de masa grasa y masa libre de grasa. El método es similar al pesaje bajo el agua (hidrodensitometría), pero utiliza aire en lugar de agua y puede aplicarse a adultos y niños (Bod-Pod) e incluso, bebés (Pea-Pod). Se necesitan entre 5 a 10 minutos para su realización, proporcionando resultados precisos del porcentaje de grasa corporal total, siendo una técnica automatizada, confiable, reproducible, fácil, segura y cómoda.

Absorciometría de rayos X de energía dual (DXA)

Conocida, principalmente, por su uso en la medición de la densidad mineral ósea (diagnóstico de osteoporosis), esta técnica es considerada el estándar de oro en la práctica clínica para la evaluación de la composición corporal en niños y adultos, cuantificando de manera precisa los tres componentes principales del cuerpo (contenido mineral óseo, masa magra no ósea y masa grasa), tanto a nivel corporal como regional, pudiendo determinar la cantidad de tejido adiposo total y local (visceral), permitiendo con ello estimar el riesgo cardiometabólico en la obesidad y obesidad sarcopénica. También la DXA es útil para evaluar la composición corporal durante la pérdida de peso corporal, pero su alto costo, no portabilidad, personal adiestrado para su realización, exposición radiactiva y baja disponibilidad, dificultan su uso.

Impedancia bioeléctrica o bioimpedanciometría

La impedancia bioeléctrica o bioimpedanciometría es una técnica muy utilizada en la práctica diaria de evaluación de la composición corporal, por ser reproducible, rápida, de bajo costo, portátil y no invasiva. Permite la estimación indirecta de la grasa corporal total mediante ecuaciones de regresión, basándose en la resistencia que oponen los tejidos al paso de una corriente alterna de bajo amperaje (imperceptible), teniendo en consideración que ello depende del grado de hidratación y que la masa grasa es un mal conductor de corriente por su baja hidratación, a diferencia de la masa magra. Es por ello, que para su correcta realización, es importante evaluar el nivel de hidratación, dado que variaciones del agua corporal (sobrehidratación o deshidratación) alterarán sus resultados, debiendo evitarse previo a su ejecución la ingesta de líquidos, alimentos y alcohol, el uso de diuréticos y la práctica de ejercicios.

La impedancia bioeléctrica, especialmente por su disponibilidad y bajo costo es una buena técnica de evaluación inicial y de seguimiento en la pérdida de peso, aunque estudios que evalúan su exactitud y precisión han sido inconsistentes. En el mercado existen numerosos dispositivos (bioimpedanciómetros) de diferentes tamaños y complejidad.

Pliegues cutáneos

La cuantificación de la grasa corporal a través de la medición del grosor de los pliegues cutáneos, en varios sitios corporales, por medio de plicómetros o calibradores para determinar la densidad corporal y calcular así la masa grasa y la masa libre de grasa, ha ido perdiendo progresivamente relevancia, debido a la aparición de nuevas técnicas de evaluación de composición corporal de mayor precisión, facilidad de ejecución y reproducibilidad. La medición de los pliegues cutáneos es compleja, requiriendo de conocimientos y de una correcta aplicación de la técnica para obtener resultados válidos.

Clasificación y diagnóstico de obesidad según distribución de la grasa corporal

Existen diferentes formas de clasificar la obesidad, una de las más importantes desde el punto de vista clínico, es según a la ubicación o distribución de la grasa corporal, diferenciándose dos tipos: obesidad abdominal (o central) y glúteo-femoral (o periférica). La obesidad abdominal (también conocida como central, visceral o androide) es más frecuente de observar en el hombre, en la mujer posmenopáusica y en el síndrome de ovario poliquístico, mostrando una acumulación de la grasa corporal predominantemente en la mitad superior del cuerpo, particularmente en la región abdominal (con aumento de la grasa visceral) y torácica, dando la típica forma corporal de "manzana", asociándose de manera más estrecha a diversas enfermedades crónicas y a un mayor riesgo de morbimortalidad cardiovascular (Figura 1). Por el contrario, la obesidad glúteo-femoral, también denominada ginoide o ginecoide, es más propia de la mujer en edad fértil y se caracteriza por almacenar la grasa corporal mayoritariamente en la mitad inferior del cuerpo de manera superficial (subcutánea), especialmente en caderas, glúteos y muslos, dando la forma corporal de "pera", presentando un riesgo cardiometabólico mucho menor, ello debido en parte a que la grasa subcutánea es considerada un factor protector para la salud, actuando como un "sumidero metabólico", atrapando el exceso de ácidos grasos, evitando así la exposición crónica tisular a los lípidos.

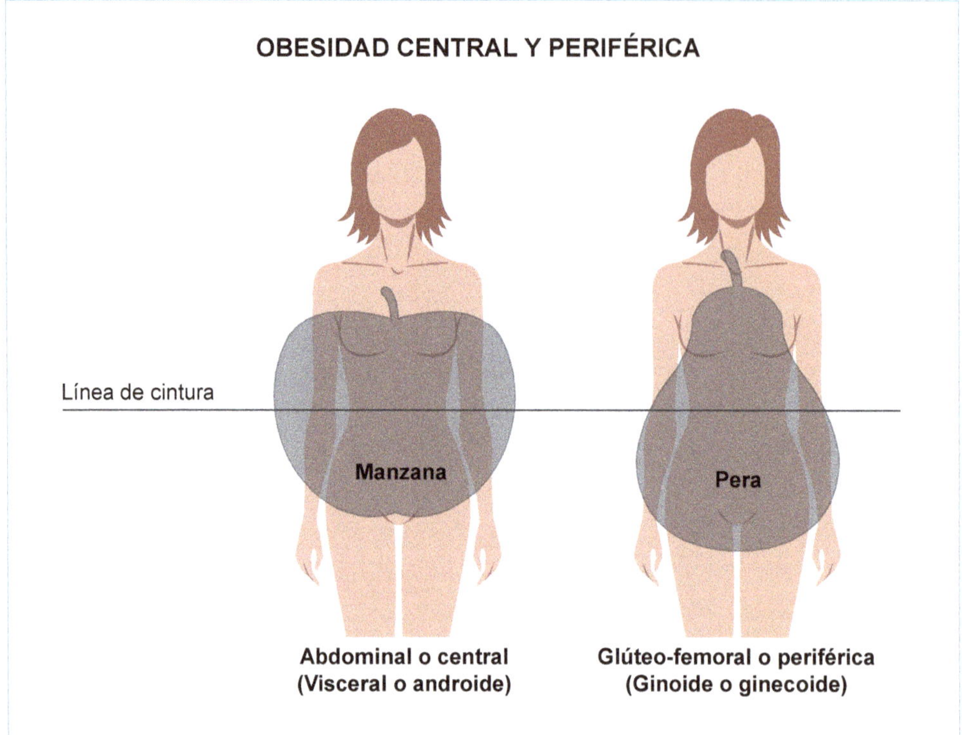

Figura 1. *Obesidad central y periférica*

Existen varias medidas antropométricas para evaluar la distribución abdominal o central de la grasa corporal en la práctica diaria, tales como: CC, ICC, ICA, entre otras. Todas ellas son de fácil realización, pero imprecisas y evalúan, indirectamente, el contenido de grasa abdominal visceral o intraabdominal, siendo la CC la más utilizada. Por su parte, las técnicas de imágenes, como la tomografía computarizada, resonancia magnética y DXA, permiten diferenciar con un alto nivel de precisión la grasa visceral o intraabdominal de la grasa abdominal subcutánea. Sin embargo, debido a la baja disponibilidad y alto costo de todas ellas, su uso se limita a la investigación.

Circunferencia de la cintura (CC)

La CC es medida en el punto medio entre el reborde costal y la cresta ilíaca (OMS) o bien, a nivel de la cresta ilíaca superior, como lo recomienda el Instituto Nacionale de Salud (*National Institutes of Health, NIH*) con una cinta flexible no elástica paralela al suelo al final de una espiración. Evalúa, indirectamente, el contenido de grasa visceral o intraabdominal, correlacionándose positiva y significativamente con este depósito graso y por tanto, con el riesgo de enfermar, incluso en personas con un IMC normal (Figura 2).

La medición de la CC es el parámetro antropométrico más empleado en la práctica clínica diaria para diagnosticar obesidad

CIRCUNFERENCIAS Y OBESIDAD ABDOMINAL O CENTRAL

CIRCUNFERENCIA CINTURA

- Medida en el punto medio entre el reborde costal y la cresta ilíaca (OMS) o en el borde superior de la cresta ilíaca (NIH).
- Diferentes puntos de corte propuestos según género y raza/etnia.
- La OMS propone puntos de corte de circunferencia de cintura ≥ 94 cm y ≥ 80 cm, en hombres y mujeres, respectivamente, para diagnosticar obesidad abdominal o central.

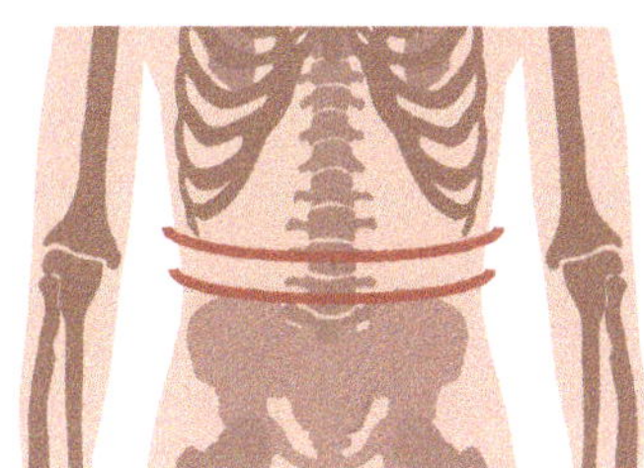

CIRCUNFERENCIA CADERA

- Medida en el punto mas ancho de los glúteos, a la altura de los trocánteres mayores.
- La OMS propone puntos de corte del índice cintura - cadera ≥ 0,9 y ≥ 0,85, hombres y mujeres, respectivamente, para diagnosticar obesidad abdominal o central.

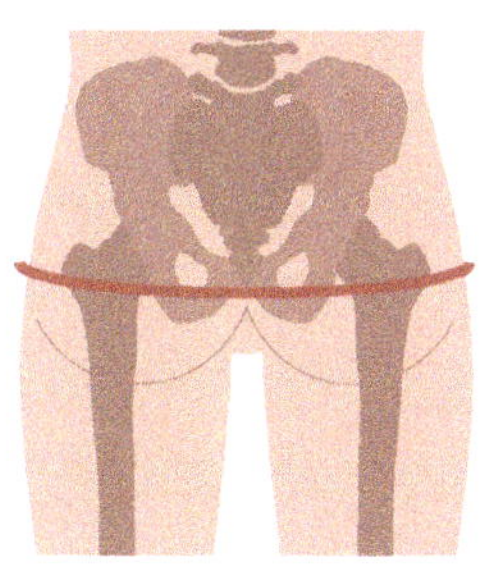

Figura 2. *Circunferencias y obesidad abdominal o central*

abdominal, permitiendo identificar a personas "delgadas pero metabólicamente con obesidad" que podrían beneficiarse de un tratamiento inmediato, y a pacientes "con obesidad, pero metabólicamente normales" que podrían requerir una terapia menos urgente o intensiva, por lo que es recomendable que la CC, al igual que el IMC, sean medidos en conjunto al menos una vez al año, como mínimo 2 mediciones y promediarlas. Debe tenerse presente que la medición de la CC en personas con IMC > 35 kg/m², disminuye su valor predictivo de riesgo porque la mayoría de los pacientes ya tienen niveles de CC por sobre los puntos de corte

La CC es más exacta y reproducible que el ICC al cuantificar grasa visceral y predecir riesgo cardiovascular, sin embargo, tiene como principal inconveniente que sus puntos de corte no están del todo definidos y varían en función de la raza/etnia y sexo. Es así, como diversas organizaciones, incluyendo la OMS y la Federación Internacional de Diabetes (*International Diabetes Federation, IDF*), han determinado diferentes puntos de corte de CC según etnias y regiones, recomendando la necesidad de más estudios locales para establecer puntos de corte de CC propios asociados a mayor riesgo (Tabla 2).

La OMS/IDF propusieron puntos de corte de CC ≥ 94 cm y ≥ 80 cm en hombres y mujeres, respectivamente, para diagnosticar obesidad abdominal en adultos de origen europeo, mientras que valores ≥ 102 cm en hombres y ≥ 88 cm en mujeres son considerados de alto riesgo cardiometabólico y equivalen a los puntos de corte recomendados por el Instituto Nacional del Corazón, los Pulmones y la Sangre (*National Heart, Lung, and Blood Institute, NHLBI*). El Grupo Latinoamericano para el Estudio del Síndrome Metabólico (GLESMO), encontró en latinoamericanos que una CC ≥ 94 y ≥ 90 cm, hombres y mujeres, respectivamente, se asocia a obesidad abdominal.

Tabla 2. Umbrales de circunferencia de cintura recomendados para diagnosticar obesidad abdominal

Población	Organización	Hombre	Mujer
Origen europeo	IDF	≥ 94 cm	≥ 80 cm
Caucásica	OMS	≥ 94 cm (riesgo incrementado) ≥ 102 cm (aún mayor riesgo)	≥ 80 cm (riesgo incrementado) ≥ 88 cm (aún mayor riesgo)
Estados Unidos	AHA / NHLBI (ATP III)	≥ 102 cm	≥ 88 cm
Canadá	Salud Canadá	≥ 102 cm	≥ 88 cm
Europea	Sociedades europeas cardiovasculares	≥ 102 cm	≥ 88 cm
Asiática (incluido el japonés)	IDF / OMS	≥ 90 cm	≥ 80 cm
Coreana	KSSO	≥ 90 cm	≥ 85 cm
Japonesa	Sociedad japonesa de obesidad	≥ 85 cm	≥ 90 cm
China	Grupo de trabajo cooperativo	≥ 85 cm	≥ 80 cm
Medio Oriente, Mediterráneo	IDF	≥ 94 cm	≥ 80 cm
África subsahariana	IDF	≥ 94 cm	≥ 80 cm
Étnica central y sudamericana	IDF	≥ 90 cm	≥ 80 cm

IDF: Federación Internacional de Diabetes; OMS: Organización Mundial de la Salud; AHA: Asociación Americana del Corazón; NHLBI: Instituto Nacional del Corazón, los Pulmones y la Sangre; ATP III: Panel de Tratamiento de Adultos III; KSSO: Sociedad Coreana para el Estudio de la Obesidad.

Tabla 3. *Umbrales de circunferencia de cintura según IMC*

Categoría de IMC (kg/m²)	Circunferencia de cintura (cm) *	
	Mujer	Hombre
Peso normal (18,5 - 24,9)	≥ 80	≥ 90
Sobrepeso (25 - 29,9)	≥ 90	≥ 100
Obesidad I (30 - 34,9)	≥ 105	≥ 110
Obesidad II y III (≥ 35)	≥ 115	≥ 125

*Umbral de circunferencia de la cintura que indica un mayor riesgo para la salud dentro de cada categoría de IMC.

Recientemente, en el 2020, en la declaración de consenso sobre el uso de la CC en la práctica clínica, se propone que la medición de ella debe estar siempre dentro del examen físico del paciente y que no debe medirse como un índice de adiposidad aislado o único, sino más bien interpretarse junto con el IMC para discriminar adecuadamente a las personas con obesidad abdominal (de mayor riesgo cardiovascular) de la obesidad general (de menor riesgo cardiovascular (Tabla 3).

Índice Cintura – Cadera (ICC)

El ICC es otra medida antropométrica de evaluación de la distribución de la grasa corporal, que se calcula dividiendo el perímetro o circunferencia de cintura por el perímetro o circunferencia de cadera, ambos medidos en las mismas unidades. La circunferencia de cadera se mide de pie con una cinta flexible no elástica en la parte más ancha de la región glútea (a nivel de trocánteres mayores) (Figura 2). Se recomienda al igual que la CC realizar al menos 2 mediciones y promediarlas.

El ICC permite la estimación de la grasa abdominal al correlacionarse positiva y significativamente con la cantidad de grasa intraabdominal cuantificada por métodos de imagen, tanto en adultos como en niños, logrando identificar a las personas en mayor riesgo cardiometabólico. Si bien existen diferencias étnicas en los puntos de corte del ICC, la OMS propone que valores ≥ 0,90 cm en los hombres y ≥ 0,85 cm en las mujeres, son indicativos de obesidad abdominal (central o androide) y de mayor riesgo de desarrollar patologías metabólicas.

En comparación a la CC, el ICC tiene como desventajas una mayor propensión a errores de medición por requerir dos medidas, mayor dificultad de medición de la circunferencia de cadera y ser más complejo de interpretar, debido a que su aumento puede ser consecuencia de un incremento de la grasa abdominal o de una disminución de la masa muscular alrededor de las caderas. Por todo lo anterior, actualmente se prefiere la medición solo de la CC para establecer el diagnóstico de obesidad abdominal.

Índice Cintura – Altura (ICA)

El ICA definido como el cociente o división entre la circunferencia de la cintura y la altura (estatura), medidos en las mismas unidades, es otra medida práctica de evaluación de la distribución de la grasa corporal, permitiendo diagnosticar obesidad abdominal y por ende, riesgo metabólico cuando su resultado es ≥ 0,5 independiente de la edad, sexo y raza/etnia. Algunos investigadores proponen aplicar un umbral ≥ 0,6 para los adultos mayores. Como regla general, tanto hombres como mujeres, deben mantener la CC a menos de la mitad de su altura para maximizar la salud y esperanza de vida. La combinación de un IMC alto con un ICA también alto, constituye un indicador mucho más fuerte de un mayor riesgo cardiometabólico.

Clasificación clínica de la obesidad

Obesidad metabólicamente saludable y no saludable

Las personas con obesidad (IMC ≥ 30 kg/m²) se clasifican como metabólicamente no saludables o saludables, según presenten o no patologías cardiometabólicas asociadas, tales como prediabetes/diabetes, hipertensión arterial, dislipidemia y enfermedad cardiovascular. La prevalencia de la obesidad metabólicamente saludable es altamente variable, fluctuando entre 10% y 30% dependiendo de los criterios que se utilicen para su diagnóstico y la población estudiada. Actualmente, no existe consenso para el diagnóstico de obesidad metabólicamente saludable, predominando para su identificación la ausencia de todos los criterios diagnósticos del síndrome metabólico (NCEP-ATP III) en un paciente con obesidad.

Las personas con obesidad metabólicamente saludable se caracterizan por tener menores depósitos de grasa visceral y ectópica, mayor sensibilidad a la insulina, mejor condición física y menor grado de inflamación, asociado a un funcionamiento normal del tejido adiposo, en comparación con pacientes con obesidad metabólicamente no saludable.

Es probable que este tipo de obesidad represente un fenotipo transitorio, dado que a largo plazo muchos desarrollarán patologías, especialmente cardiometabólicas, por lo cual no debe ser considerada una condición benigna, justificando su tratamiento.

Sistema de estadificación de la obesidad de Edmonton

El sistema de estadificación de la obesidad de *Edmonton (Edmonton Obesity Staging System, EOSS)* es un sistema de estratificación de riesgo propuesto e introducido en el 2009 por la Universidad de Alberta, Edmonton, Canadá, que clasifica a las personas con obesidad en 5 categorías

***Tabla 4**. Sistema de estadificación de la obesidad de Edmonton*		
0	**Sin factores de riesgo** (presión arterial, lípidos séricos y glucosa basal en rangos de normalidad) y sin psicopatología, síntomas físicos, limitación funcional o alteración del bienestar relacionado con la obesidad.	
1	**Presencia de factores de riesgo subclínicos relacionados con la obesidad** (prehipertensión arterial, glucosa basal alterada, enzimas hepáticas elevadas), síntomas físicos leves (ej. Disnea de moderados esfuerzos, fatiga y dolor articular ocasional), psicopatología leve, limitación funcional leve y/o alteración leve del bienestar.	
2	**Presencia de enfermedades crónicas relacionadas con la obesidad establecidas** (hipertensión arterial, diabetes mellitus, apnea del sueño, osteo-artritis), limitación moderada en las actividades de la vida diaria y alteración moderada del bienestar.	
3	**Daño orgánico establecido** (infarto agudo de miocardio, insuficiencia cardíaca, accidente cerebrovascular, complicaciones diabéticas) psicopatología significativa (depresión severa, ideación suicida), limitación funcional y/o alteración significativa del bienestar.	
4	**Disfunción severa** (potencialmente daño terminal) de enfermedades crónicas relacionadas con la obesidad, psicopatología severa, limitación funcional severa y/o alteración severa del bienestar.	

clínicas (0 a 4) (Tabla 4). Se basa en una valoración general de los factores de riesgo y/o enfermedades existentes relacionadas con la obesidad, clasificando la gravedad de la obesidad según la evaluación clínica de los problemas relacionados con el peso, la salud mental y la calidad de vida, independiente del IMC o CC, siendo útil para tomar decisiones terapéuticas y predecir el riesgo de mortalidad. Existe una versión modificada de la EOSS para niños (EOSS-P).

Referencias

1. Alberti KG, Zimmet P, Shaw J, IDF Epidemiology Task Force Consensus Group. The metabolic syndrome: a new worldwide definition. Lancet 2005; 366: 1059-1062.

2. Aschner P, Buendía R, Brajkovich I, et al. Determination of the cutoff point for waist circumference that establishes the presence of abdominal obesity in Latin American men and women. Diab Res Clin Pract 2011; 93: 243-247.

3. Jensen MD, Ryan DH, Apovian CM, et al. 2013 AHA/ACC/TOS guideline for the management of overweight and obesity in adults: a report of the American College of Cardiology/American Heart Association Task Force on Practice Guidelines and The Obesity Society. Circulation 2014; 129(25 Suppl 2):S102-138.

4. Ross R, Neeland IJ, Yamashita S, et al. Waist circumference as a vital sign in clinical practice: a Consensus Statement from the IAS and ICCR Working Group on Visceral Obesity. Nat Rev Endocrinol 2020; 16 :177-189.

5. Ryan DH, Kahan S. Guideline recommendations for obesity management. Med Clin North Am 2018; 102: 49-63.

6. Sharma AM, Kushner RF. A proposed clinical staging system for obesity. Int J Obes (Lond) 2009; 33: 289-295.

7. Wharton S, Lau DCW, Vallis M. et al. Obesity in adults: a clinical practice guideline. CMAJ 2020;192(31):E875-E891.

8. World Health Organization. Waist circumference and waist-hip ratio. Report of a WHO Expert Consultation, Geneva, 8-11 December 2008.

9. Yoon YS, Oh SW. Optimal waist circumference cutoff values for the diagnosis of abdominal obesity in Korean adults. Endocrinol Metab (Seoul) 2014; 29: 418-426.

10. Various authors. II Consenso Latinoamericano de Obesidad 2017. Federación Latinoamericana de Sociedades de Obesidad (FLASO). [Cited 28 December 2020]. Available at: https://www.sochob.cl/web1.

6 Intervenciones terapéuticas de la obesidad

Ada Cuevas
Centro Avanzado de Medicina Metabólica y Nutrición (CAMMYN). Facultad de Medicina, Universidad Finis Terrae. Santiago, Chile.

Rodrigo Alonso
Centro Avanzado de Medicina Metabólica y Nutrición (CAMMYN). Facultad de Medicina, Universidad Finis Terrae. Santiago, Chile.

Objetivos del tratamiento de la obesidad

El tratamiento de la obesidad hoy en día, no solo está enfocado en la reducción del peso corporal, sino más bien y principalmente en mejorar la salud y el bienestar de las personas que viven con obesidad. Esto incluye prevenir y/o tratar las complicaciones de la obesidad, erradicar la estigmatización hacia el paciente y mejorar su autoestima y bienestar global.

Por otra parte, es importante considerar algunos aspectos fundamentales al iniciar un plan de tratamiento del paciente que vive con obesidad, incluyendo:

- Determinar la preparación y motivación que tiene el paciente para el cambio.
- Evitar la estigmatización hacia el paciente con obesidad. Esto debe ser erradicado de nuestra sociedad, y más aún de los profesionales de la salud, pues incrementa los trastornos de conducta alimentaria, genera mayor ganancia de peso, baja autoestima, aislamiento, depresión, e incluso riesgo de suicidio.
- Identificar posibles barreras que puedan interferir en un resultado exitoso
- Establecer junto con el paciente, los objetivos y metas del tratamiento. Estas metas se deben basar en la reducción del peso corporal, y más importante aún objetivos de mejoría de salud y calidad de vida. Se recomienda lograr una baja de un 5 a 10% del peso corporal basal, para lograr una mejoría significativa de las comorbilidades asociadas.

Idealmente, se debe contar con un equipo multidisciplinario formado por médicos, nutricionistas, profesionales especialistas en actividad física, psicólogo o psiquiatra y enfermera. Esto permite realizar un trabajo coordinado que involucre el abordaje de distintas estrategias terapéuticas, que incluyen:

1. Nutrición
2. Actividad física
3. Terapia conductual
4. Fármacos
5. Cirugía bariátrica

Nutrición

En términos generales, se recomienda una dieta reducida en calorías, con restricción de aquellos alimentos altamente energéticos, incrementar el consumo de vegetales, reducir el consumo de alimentos grasos, principalmente ricos en grasas saturadas e hidrogenadas y el consumo de carbohidratos refinados, azúcar y bebidas azucaradas. No obstante, lo más importante es indicar un plan de alimentación individualizado que considere distintas variables tales como la edad, sexo, actividad física, patologías asociadas, actividad laboral, horarios, costumbres, religión, etc. con el fin de entregar un plan de alimentación personalizado "ajustado a la medida de cada paciente". Esto permite que se logre una buena adherencia a largo plazo, logrando una óptima baja de peso y mantención del peso corporal.

Existen distintos tipos de intervenciones nutricionales que pueden ser indicadas al paciente que vive con obesidad según cada caso individual y que han demostrado ser efectivas en la reducción de peso y mejoría de las complicaciones asociadas:

- Dieta hipocalórica balanceada: reducción del aporte calórico con distribuciones variables de los distintos macronutrientes (carbohidratos, proteínas y grasas), con un déficit calórico de aproximadamente 500-700 kcal al día.
- Dieta mediterránea: patrón de alimentación con un mayor consumo de vegetales, legumbres, granos enteros, pescados, lácteos descremados, frutos secos, aceite de oliva y consumo moderado de vino. Este tipo de alimentación ha evidenciado modestas bajas de peso, pero con significativos beneficios cardiometabólicos.
- Dieta de bajo índice glicémico: patrón dietario que prioriza el consumo de alimentos de bajo índice glicémico, es decir que producen una menor alza de la glicemia e insulinemia en el periodo postprandial.
- Dieta DASH (del inglés Dietary Approaches to Stop Hypertension): patrón dietario que enfatiza el consumo de frutas y verduras, lácteos descremados, granos, frutos secos, legumbres y bajo consumo de azúcares, carnes rojas y procesados.
- Dieta portfolio: patrón de alimentación que enfatiza el consumo de alimentos con efecto reductor del colesterol-LDL sanguíneo (conocido como colesterol malo); tales como nueces, alimentos con soya, fibra, esteroles vegetales y ácidos grasos mono insaturados.
- Dieta vegetariana: patrón de alimentación basado en productos de origen vegetal con exclusión, total o parcial, de los alimentos de origen animal.
- Dieta con reemplazos parcial de comidas: alimentación con un aporte restringido de calorías en que se reemplaza una o dos comidas del día por bebidas líquidas o barras altas en proteínas.
- Dietas con ayuno intermitente: este tipo de alimentación consiste en alternar periodos prolongados de ayuno (sin ingesta o consumo de < 25% de las necesidades calóricas diarias) con periodos de ingesta no restringida. Una de las modalidades de ayuno intermitente es la dieta 5:2, en que se realiza ayuno durante dos días no consecutivos de la semana, y los 5 días restantes se mantiene la ingesta calórica habitual. También existe la modalidad de alimentación con horario restringido en que se hacen ayunos por periodos comprendidos entre 14, 16, 18 o 20 horas con periodos de ingesta de alimentos de 10, 8, 6 y 4 horas, respectivamente.
- Dieta muy baja en calorías: alimentación que aporta menos de 800 kcal al día, utilizando habitualmente reemplazo de todas las comidas. Este tipo de intervención puede ser utilizada por un periodo limitado de tiempo y requiere estricta supervisión médica.

Actividad física

La actividad física es un pilar muy importante en el manejo de pacientes que viven con obesidad; el ejercicio aérobico contribuye a la pérdida de peso y masa grasa, reduce la acumulación de grasa viscero-abdominal, favorece la mantención del peso corporal después de la baja de peso, favorece la mantención de la masa magra durante la baja de peso e incrementa la capacidad cardiorrespiratoria. La recomendación general es realizar semanalmente 300 minutos de ejercicio aérobico de intensidad moderada o 150 minutos de ejercicio intenso. Esta actividad puede ser dividida en periodos cortos de al menos 10 minutos con el fin de lograr un beneficio metabólico. Sin embargo, es recomendado realizar una evaluación inicial y prescripción terapéutica por algún profesional especialista en actividad física, principalmente en pacientes con mayor grado de obesidad y/o que no realizan actividad física por largo tiempo.

Una buena opción de ejercicio inicial para pacientes con sobrepeso u obesidad es realizar caminatas diarias; se puede iniciar con caminatas de 30 minutos al día (o 2 caminatas de 15 minutos o 3 caminatas de 10 minutos) que se van incrementando en duración e intensidad en forma gradual de acuerdo al rendimiento y tolerancia de cada paciente. Idealmente se debe combinar con 2 a 3 sesiones semanales de ejercicio de resistencia que son importantes para lograr mantener o incrementar la masa muscular durante la baja de peso, ayudan a mejorar la movilidad y contribuyen a la mantención de la pérdida de peso.

Algunas opciones de deporte recomendables para pacientes que viven con obesidad incluyen tenis, natación, gimnasia acuática, baile, bicicleta, golf, tenis de mesa y entrenamiento aeróbico y/o muscular bajo supervisión.

Otra estrategia simple que puede ser utilizada para promover la actividad física es el uso de podómetros o cuenta-pasos, poniendo como objetivo lograr realizar 10.000 pasos al día que equivalen a 30 minutos de ejercicio leve a moderado.

No obstante, el objetivo más importante es reducir el sedentarismo e incrementar la actividad física y recuperar el placer y sensación de bienestar de mantenerse activo. Es importante informar al paciente que la actividad física reduce la grasa visceral (incluso sin bajas significativas de peso) y mejora los factores de riesgo cardio-metabólicos, tales como la glicemia, la sensibilidad a la insulina, presión arterial y los niveles de lípidos plasmáticos. Incluso se ha evidenciado que personas con obesidad, pero con una buena condición física cardiorrespiratorio tienen menor mortalidad que personas sedentarias de peso normal. Por otra parte, el ejercicio físico puede mejorar alteraciones del ánimo (depresión, ansiedad) y la autoestima del paciente.

Si el paciente desea realizar algún tipo de ejercicio de alta intensidad y exigencia física, es recomendado realizar una evaluación cardiológica previa, principalmente en pacientes con obesidad más severa, pacientes de mayor edad o con patologías asociadas.

Terapia psicologica-conductual

La terapia psicológica en el manejo de la obesidad cumple importantes objetivos, tales como la identificación y manejo de patologías psiquiátricas o trastornos de la conducta alimentaria que pueden contribuir y perpetuar la obesidad, apoyar al paciente que vive con obesidad a lograr cambios que sean sostenibles en el tiempo, ayudar a mejorar su autoestima y confianza en sí mismo, de modo que pueda enfrentar y manejar posibles barreras para la baja de peso y mantención de esta, y establecer con el paciente metas en cambios de conducta y mejoría en calidad de vida y no solo en un determinado peso o imagen corporal.

La terapia conductual se refiere a estrategias que le permitan al paciente identificar las sensaciones fisiológicas de hambre y saciedad logrando de este modo autocontrolar la ingesta de alimentos. Se le enseña al paciente a comer más lento, utilizar todos lo sentidos en el acto de comer, masticar lentamente, sentir los aromas, sabores y texturas de las comidas y recuperar el placer de comer, evitando conductas automatizadas y compulsivas que llevan a comer excesivamente.

También se les enseña a reducir el tamaño de las porciones de los alimentos, (principalmente, de los alimentos altos en calorías), reducir el tamaño del plato y consumir solo una porción por comida. También es de utilidad que el paciente lleve un registro de sus comidas y de las circunstancias que pueden gatillar comer en exceso o cuando no siente apetito.

Tratamiento farmacológico

Los fármacos son un importante apoyo y complemento para el tratamiento de los pacientes que viven con obesidad. Las agencias regulatorias han aprobado el uso de medicamentos como coadyuvante a las medidas de alimentación, actividad física y cambios de comportamiento en aquellos pacientes con IMC $\geq$ 30 kg/m^2, o $\geq$ 27 kg/m^2 en presencia de al menos una comorbilidad como la dislipidemia, hipertensión o diabetes mellitus, entre otras.

Los fármacos actualmente disponibles y aprobados para el tratamiento de la obesidad son: Orlistat, Fentermina, Liraglutida, Semaglutida, combinación de Fentermina/Topiramato de liberación prolongada, y la combinación de Naltrexona/Bupropion. Con la excepción de Orlistat, todos los otros medicamentos actúan reduciendo el apetito y/o aumentando la saciedad. Por otra parte, todos los fármacos, con la excepción de Fentermina en monoterapia, han sido aprobados para su uso a largo plazo (más de un año).

Orlistat

Es un inhibidor selectivo de la lipasa pancreática que reduce la absorción de grasas a nivel intestinal en un 30%. En el estudio Xendos, Orlistat (120 mg tres veces al día, administrado con las comidas) se asoció a una reducción significativa de aproximadamente 3 kilos de peso comparado con placebo a los 4 años de seguimiento. Adicionalmente, se detectó una reducción del 37% en el riesgo de desarrollar diabetes mellitus, que alcanzó hasta el 45% en pacientes con intolerancia a la glucosa. Su uso se ha limitado, principalmente debido a los efectos adversos gastrointestinales como la esteatorrea, urgencia fecal y dolor abdominal, que se acentúan con una mayor ingesta de grasas. Puede ocasionar disminución en la absorción de vitaminas liposolubles, por lo cual se recomienda prescribir este fármaco asociado a un complejo multivitamínico.

Fentermina y combinación de Fentermina con Topiramato de liberación prolongada (F/T)

La Fentermina es un agonista adrenérgico aprobado por la FDA en 1959, para uso en el tratamiento de la obesidad en monoterapia por períodos cortos de tiempo (12 semanas). Distintos estudios aleatorizados han mostrado un efecto reductor de peso significativo de un 6-8% a las 12-14 semanas de intervención, comparado con placebo. Por otra parte, existen reportes de su uso continuo por períodos superiores a 3 meses o de forma intermitente en que se ha confirmado su efectividad en la reducción del peso.

Los principales efectos adversos asociadas a la Fentermina son boca seca, palpitaciones, insomnio, cierto grado de irritabilidad o alteración del ánimo, y estreñimiento. Está contraindicada en pacientes con arritmias, enfermedad cardiovascular sintomática, hipertensión arterial no controlada, excitación e insomnio, entre otros.

El Topiramato no está aprobado para su uso en el manejo de la obesidad como monoterapia, pero si en combinación con Fentermina. Los estudios aleatorizados comparando la combinación F/T con placebo durante un año de intervención, en pacientes con obesidad con o sin comorbilidades, han demostrado un efecto significativamente superior y dosis dependiente con la combinación (entre 4% y 9.3%). El 60 al 70% de los pacientes tratados consiguen una reducción de peso superior al 5%. Por otra parte, la combinación produce mejoría significativa en parámetros cardiometabólicos, tales como reducción del perímetro abdominal, presión arterial, niveles de lípidos y proteína C-reactiva (PCR) ultrasensible y reduce la progresión a diabetes mellitus. Los efectos adversos son los ya descritos para Fentermina y los propios del Topiramato que incluyen parestesias, disgeusia (alteración del gusto) y mareos. Además, se debe recomendar el uso de anticonceptivos en mujeres en edad fértil por el potencial riesgo teratogénico del Topiramato. Los efectos adversos son dosis dependiente y disminuyen con el tiempo de exposición.

Combinación Naltrexona/Bupropión de liberación sostenida

La Naltrexona es un antagonista de los receptores opioides, y el Bupropion es un inhibidor no selectivo de la recaptura de dopamina y noradrenalina. En monoterapia, la Naltrexona no tiene un efecto significativo sobre el peso, y el efecto de Bupropion es modesto con un efecto *plateau* temprano. Sin embargo, la combinación tiene efectos sinérgicos a nivel cerebral, reduciendo el apetito y el comer gatillado por ansiedad. Fue aprobada en el año 2014 por la FDA para el tratamiento a largo plazo de la obesidad y es especialmente útil en pacientes que presentan atracones o bien un comportamiento adictivo relacionado con las comidas, o desean dejar de fumar o reducir el consumo de alcohol. Distintos estudios aleatorizados, doble-ciego han demostrado una pérdida de peso entre el 3,3% y 5,2% al año de tratamiento (restado el efecto conseguido con placebo). En pacientes diabéticos, la combinación se asocia a una reducción significativa de los niveles de Hemoglobina Glicosilada y triglicéridos plasmáticos. Por otra parte, produce un aumento discreto de la presión arterial y la frecuencia cardiaca. Está contraindicado en pacientes con hipertensión no controlada, epilepsia, depresión severa, bulimia y uso crónico de opioides. Los efectos secundarios más frecuentes son náuseas, vómitos, estreñimiento, cefalea e insomnio

Liraglutida

Es un agonista del receptor *Glucagon-like protein 1 (GLP-1)*, con una analogía del 97% al GLP-1 endógeno humano. Liraglutida es un fármaco de administración diaria subcutánea que induce la secreción de insulina por el páncreas y actúa en las neuronas del núcleo arcuato estimulando las neuronas POMT/CART e inhibiendo las neuronas NPY/AgRP, reduciendo el apetito y aumentando la saciedad. Los distintos estudios del programa SCALE han demostrado un efecto reductor del peso que es dosis dependiente en pacientes con obesidad, con y sin diabetes. A largo plazo, la pérdida de peso promedio es de un 5-6% (aproximadamente 7 kg a las 12 semanas). Los estudios han demostrado que con la dosis máxima (3 mg/día) la mitad de los pacientes consiguen una reducción de peso superior al 5%. Además, Liraglutida reduce en un 80% el riesgo de desarrollar diabetes mellitus en pacientes con prediabetes, y disminuye significativamente los triglicéridos, la presión arterial sistólica y los niveles de proteína C reactiva. Los efectos secundarios más frecuentes son gastrointestinales, tales como náusea, vómitos, dispepsia, estreñimiento, entre otros, y son la principal causa de discontinuación del tratamiento. Los estudios han mostrado un riesgo bajo de desarrollar colelitiasis (cálculos vesiculares) pero levemente superior a placebo. La pancreatitis es muy poco frecuente y los niveles de lipasa y amilasa se determinan solo en el caso de presentar síntomas sugerentes de pancreatitis, en ningún caso de forma rutinaria. Estudios preclínicos en roedores mostraron un mayor riesgo de carcinoma medular de tiroides, pero esto no ha sido nunca observado en humanos. Sin embargo, su uso está contraindicado en presencia de historia familiar de cáncer medular de tiroides, neoplasia endocrina múltiple y en pacientes con historia de pancreatitis. Lira-

Tabla 1: *Fármacos utilizados en el tratamiento de la obesidad.*

Medicamento	Dosis	Mecanismo acción	Reducción de peso al año (restando placebo)	Mejora en comorbilidades	Efectos adversos frecuentes y contraindicaciones (CI)
Orlistat	120 mg 3 veces al día. Uso crónico	Inhibidor lipasa pancreatica y gástrica	≈3% 3 kg a los 4 años*	Reducción riesgo de DM2	Esteatorrea, urgencia fecal, déficit vitaminas liposolubles
Fentermina	8-37.5 mg/día. Uso por 12 semanas	Amina simpaticomimética	6% - 8% **		Boca seca, palpitaciones, insomnio, irritabilidad, estreñimiento. CI: HTA no controlada, ECV activa, taquiarritmias. ansiedad no controlada
Fentermina/ Topiramato	7.5/46 o 15/92 mg/día. Uso crónico	Amina simpaticomimética + modulación receptores GABA	6.9 kg – 8.8 kg (4% - 9.3%)	Disminución de triglicéridos Disminución riesgo de DM2 Disminución uso fármacos antihipertensivos e hipolipemiantes	Los mismos que fentermina. Topiramato : parestesias, disgeusia, mareos, insomnoi, boca seca, estreñimiento CI: embarazo, ECV activa, HTA no controlada, glaucoma
Naltrexona/ Bupropion	8 mg/90 mg. Titular hasta 2 tabletas, 2 veces al día	Naltrexona: antagonista receptores opioides. Bupropion: inhibidor recaptura de dopamina y noradrenalina	3.3% - 5.2%	Mejora HbA1c y triglicéridos	Náuseas, estreñimiento, mareos, boca seca. CI: epilepsia, depresión severa, bulimia, HTA no controlada, uso crónico de opioides
Liraglutida	3 mg/día (comenzando con 0,6 mg/día y titulación progresiva)	Agonista Receptor GLP1	5.6 Kg 5-6%	Reducción riesgo de DM2 (80%). Disminución Presión arterial Disminución triglicéridos Disminución PCR	Náuseas, asco, vómitos, estreñimiento, diarrea, fatiga, cefalea. CI: antecedentes de pancreatitis, historia familiar de cáncer medular tiroides
Semaglutida	2.4 mg/semanal (comenzando con 0.25 mg/semana y titulación progresiva)	Agonista Receptor GLP1	12.4% (semana 68)	Disminución de presión arterial sistólica y diastólica, mejora de lípidos, hemoglobina glicosilada y PCR	Síntomas gastrointestinales (náuseas, diarrea, vómitos, estreñimiento, dolor abdominal)

*, datos del estudio Xendos a 4 años. **, estudios realizados a 12-14 semanas.
DM2: Diabetes Mellitus 2 · HbA1C: Hemoglobina Glicosilada · GLP1: Agonista Glucagon like Protein 1
HTA: Hipertensión Arterial · ECV: Enfermedad Cardiovascular · PCR: Proteína C reactiva

glutida ha sido aprobado para ser utilizado a partir de los 12 años de edad.

Semaglutida

Recientemente la FDA aprobó este nuevo agonista de GLP-1 de uso semanal para el tratamiento crónico de la obesidad. En el estudio multicéntrico STEP-1, la pérdida de peso hasta las 68 semanas de tratamiento fue del 14,9% en aquellos pacientes que recibieron semaglutida 2,4 mg una vez a la semana versus 2,4% en el grupo asignado a placebo. Además, el 86,4% de los pacientes con Semaglutida consiguieron una pérdida de peso superior al 5% y un 50,5% consiguió una pérdida de más del 15%. También, se observaron otros efectos beneficiosos con Semaglutida, tales como, reducción de perímetro abdominal, presión arterial, lípidos plasmáticos, glicemia de ayuno, hemoglobina glicosilada y proteína C-reactiva.

Otras opciones terapéuticas: dispositivos

Gélesis: es un hidrogel superabsorbente, de acción no sistémica, aprobado por la FDA para el tratamiento de la obesidad. Es considerado un dispositivo médico, más que un medicamento, ya que su mecanismo de acción es mecánico. Se administra vía oral y una vez en el estómago, absorbe agua y se mezcla con las comidas adquiriendo una estructura tridimensional que ocupa al menos un 25% del volumen del estómago. En el intestino, pierde esta estructura tridimensional y se elimina por las deposiciones.

Estudios aleatorizados han evidenciado que el uso de Gélesis produce una reducción de peso de un 2,1% superior a placebo. Además, el 59% de los pacientes consigue una baja de peso superior al 5%, con una respuesta superior en aquellos con prediabetes.

Balón intragástrico (BIG)

La FDA y la Comisión Europea (CE) han aprobado distintos dispositivos de balón intragástrico para el tratamiento de la obesidad. La mayoría requiere ser instalado y retirado mediante endoscopia, a excepción de Elipse, el único balón que se ingiere y no necesita endoscopía ni sedación para su instalación y remoción ya que se elimina naturalmente a los 4 meses.

La eficacia de los BIG depende del volumen del balón, de la capacidad gástrica y la duración del tratamiento. La pérdida de peso promedio después de 6 meses de tratamiento es de 11,5 Kg. Los resultados a largo plazo son variables y la mayoría de los pacientes regana peso durante el primer año. En el caso del balón Elipse produce una pérdida de peso a los 3 meses del 10% en personas con IMC < 35 Kg/m^2 y disminuye al 8,8% al año de seguimiento. Los efectos adversos más frecuentes con el BIG son las náuseas, vómitos y dolor abdominal.

Tratamiento quirúrgico

La cirugía bariátrica o cirugía metabólica tiene indicación en aquellos pacientes con obesidad mórbida (IMC ≥ 40 kg/m^2) o con obesidad severa (IMC ≥ 35 kg/m^2) en

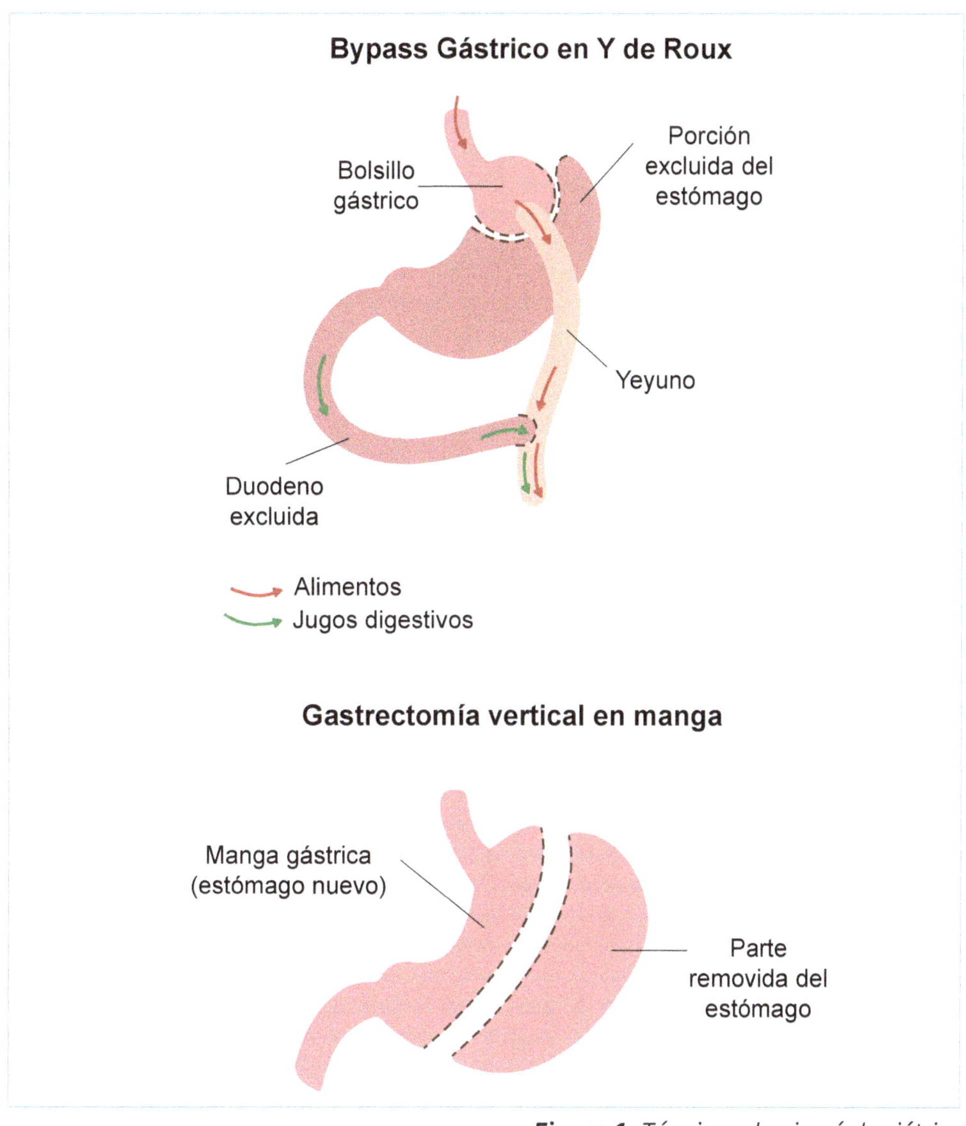

Figura 1. *Técnicas de cirugía bariátrica*

presencia de comorbilidades y que han fracasado al tratamiento médico con o sin medicamentos. También puede ser considerada en pacientes con IMC entre 30 y 35 kg/m² y diabetes tipo 2 mal controlada, a pesar de un óptimo manejo médico.

Los 2 procedimientos quirúrgicos más realizados son la manga gástrica y el *bypass* gástrico, que representan el 80% del total. Otros procedimientos son la gastroplastía endoscópica, incorporada en los últimos años y la banda gástrica ajustable pero su uso es bajo dado sus insuficientes resultados y complicaciones a largo plazo.

La pérdida de peso varía de acuerdo al procedimiento, y el mejor procedimiento para perder peso es aún tema de debate. Los estudios aleatorizados han demostrado que la pérdida de peso con manga gástrica y *bypass* gástrico es similar. En cambio, los estudios observacionales han demostrado una pérdida de peso algo superior con el *bypass* gástrico. Por otra parte, independientemente del tipo de cirugía, se espera que algunos pacientes reganen peso a partir del segundo año. Distintos estudios observacionales muestran que menos del 5% de los pacientes con *bypass* gástrico, aproximadamente un 13-15% de los pacientes con manga gástrica, y un 30-35% de los pacientes sometidos a banda gástrica ajustable, reganan peso a los 4-5 años de la cirugía.

Además del efecto beneficioso sobre el peso, los estudios aleatorizados y observacionales han demostrado que la cirugía bariátrica es superior en el control glicémico, remisión de la diabetes mellitus 2, riesgo de complicaciones micro y macrovasculares y mortalidad en comparación al tratamiento médico. También, se ha demostrado que los pacientes sometidos a cirugía bariátrica presentan una mejoría significativa en muchas comorbilidades, tales como la dislipidemia, la hipertensión arterial, diabetes, apnea del sueño, patología osteoarticular y otros; reduciendo el uso crónico de medicamentos, mejorando la calidad de vida y reduciendo la mortalidad total.

La cirugía bariátrica no está exenta de complicaciones. El riesgo a corto plazo (reoperación, hospitalización prolongada y tromboembolismo) es inferior al 6%, pero superior en los pacientes sometidos a *bypass* gástrico. La seguridad a largo plazo, incluyendo reoperaciones y reintervenciones, varía entre el 5-22%, con una mayor tasa de reoperación en los pacientes con *bypass*. Además, hay que tener presente que los pacientes con *bypass* gástrico, tienen una disminución en la absorción de nutrientes y requieren recibir suplementos de vitaminas y minerales, permanentemente.

Referencias

1. Magkos F, Fraterrigo G, Yoshino J, et al. Effects of Moderate and Subsequent Progressive Weight Loss on Metabolic Function and Adipose Tissue Biology in Humans with Obesity. Cell Metabolism 2016;23:591-601.

2. Durrer Schutz D, Busetto L, Dicker D et al. European Practical and Patient Centered Guidelines for Adult Obesity Management in Primary Care. Obesity Facts 2019; 12:40-66.

3. Heffron SP, Parham JS, Pendse J, Alemán JO. Treatment of Obesity in Mitigating Metabolic Risk. Circulation Res 2020;126:1646-1655.

4. Wharton S, Lau DCW, Vallis M, et al. Obesity in adults: a practical clinical guideline. CMAJ 2020;192:E875-91.

5. Gadde KM, Martin CK, Berthoud H-R, Heymsfield SB. Obesity. Pathophysiology and Management. JACC 2018;71(1):69-84.

7

Comorbilidades asociadas a la obesidad

Ada Cuevas
Centro Avanzado de Medicina Metabólica y
Nutrición (CAMMYN). Facultad de Medicina,
Universidad Finis Terrae. Santiago, Chile.

John Wilding
Líder de Investigación Clínica, Obesidad, Diabetes
y Endocrinología. Universidad de Liverpool.
Inglaterra.

Introducción

La obesidad es una enfermedad sistémica crónica, en la cual el exceso y/o alteración del tejido adiposo produce importantes efectos deletéreos que condicionan un mayor riesgo de muchas presentar otras enfermedades, tales como diabetes, enfermedades cardiacas, renales, demencia, cáncer, entre otras, generan una menor calidad de vida, altos costos en salud, mayor mortalidad y menor expectativa de vida. Además, los pacientes que viven con obesidad, sufren con frecuencia estigmatización y discriminación desde edades tempranas y en la gran mayoría de los ambientes en que conviven, lo cual genera importantes problemas psicológicos, aislamiento y menores posibilidades de acceder a estudios y/o trabajos, por ende, se genera un impacto económico negativo.

Por otra parte, el gran aumento de obesidad infantil produce una exposición temprana y prolongada a todos estos efectos dañinos de la obesidad, con consecuencias aún más graves e irreversibles en la salud de las personas.

Mecanismos de mayor riesgo y complicaciones en pacientes con obesidad

Los pacientes con obesidad, principalmente, aquellos con acumulación de tejido adiposo en la zona abdominal, presentan alteraciones mecánicas y metabólicas que son mecanismos subyacentes al desarrollo de gran parte de las complicaciones de la obesidad.

Alteraciones mecánicas

El incremento del peso y tamaño corporal pueden condicionar diversas alteraciones mecánicas, incluyendo problemas osteo-articulares y respiratorios (apnea obstructiva del sueño, síndrome de hipoventilación, asma). También la acumulación de tejido adiposo abdominal genera un incremento de la presión intra-abdominal que ocasiona un mayor riesgo de reflujo gastroesofágico.

Alteraciones metabólicas

El tejido adiposo abdominal o visceral produce diversas citoquinas que son pro-inflamatorias, (TNF-α, interleuquinas) las cuales están implicadas etiopatológicamente en el desarrollo de diversas enfermedades cardiovasculares y metabólicas (diabetes tipo 2, dislipidemias, hígado graso), algunos tipos de cáncer, enfermedades neurológicas, inmunológicas, mayor riesgo de infecciones, infertilidad, e incluso en alteraciones psicológicas.

Enfermedades asociadas a la obesidad

Enfermedades Cardiovasculares

Los pacientes con obesidad presentan un mayor riesgo de desarrollar enfermedades cardiovasculares, incluidas la enfermedad aterosclerótica coronaria y cerebrovascular, insuficiencia cardíaca, arritmia y muerte súbita. Este aumento del riesgo cardiovascular se observa, principalmente, en pacientes con obesidad abdominal, que presentan un estado de inflamación crónica que condiciona el desarrollo de aterosclerosis per se, así como de otros factores de riesgo, tales como diabetes tipo 2, dislipidemia e hipertensión arterial. Por otra parte, también el mayor riesgo cardiovascular es debido a alteraciones estructurales y funcionales del miocardio, ocasionadas por la acumulación de tejido adiposo. La cardiomiopatía asociada a la obesidad se caracteriza por hipertrofia del ventrículo izquierdo y disfunción diastólica. También la obesidad se asocia a mayor riesgo de fibrilación auricular.

Además, los pacientes con obesidad tienen 3,5 veces más riesgo de desarrollar hipertensión arterial y 60-70% de la hipertensión en adultos puede ser atribuida a la obesidad e incremento del tejido adiposo.

Diabetes tipo 2

Alrededor del 60-90% de los pacientes con diabetes, tienen obesidad y la elevada incidencia de diabetes a nivel mundial ha sido atribuida, mayoritariamente, a la actual epidemia de obesidad, incluso se ha acuñado el término "diabesidad" para referirse a esta frecuente condición de obesidad en pacientes con diabetes tipo 2. Una serie de mecanismos están involucrados en el desarrollo de diabetes en pacientes con obesidad, principalmente la insulino-resistencia e hiperinsulinismo.

El exceso de tejido adiposo en la zona abdominal/visceral produce un aumento en la liberación de ácidos grasos a la circulación que gatilla un estado de lipotoxicidad y estrés oxidativo, que resultan en una disfunción del receptor de insulina con insulino-resistencia, aumento de la producción de glucosa e hiperglicemia. Además, la lipotoxicidad de los ácidos grasos reduce la secreción de insulina por la célula beta del páncreas. Por otra parte, la liberación de citoquinas pro-inflamatorias desde el tejido adiposo también contribuye al desarrollo de insulino-resistencia y disfunción pancreática. El riesgo de desarrollar diabetes se incrementa en un 20% por cada 1 kg/m^2 de aumento del índice de masa corporal.

Alteraciones metabólicas asociadas al Hígado Graso

Los pacientes con obesidad, principalmente abdominal, tienen mayor riesgo de presentar esteatosis hepática, que a su vez es una condición de riesgo de esteatohepatitis, cirrosis hepática y carcinoma hepatocelular. Se ha estimado que un tercio de los casos de hígado graso progresan a esteatohepatitis. Un meta análisis que incluyó 20 estudios de distintos países, identifico que, por cada 1 cm de incremento en el perímetro abdominal, aumenta en un 3-10% el riesgo de desarrollar hígado graso. La obesidad y la insulina-resistencia son consideradas las principales causas de hígado graso, lo cual surge de un desbalance entre la producción y la utilización de triglicéridos. La mayor llegada de ácidos grasos liberados desde el tejido adiposo hacia el hígado, lleva a una mayor síntesis hepática de triglicéridos (por mayor disponibilidad de sustrato) y por otra parte, la resistencia a la insulina condiciona una menor actividad de la enzima lipasa lipoproteica endotelial (LPL), responsable de la degradación de los triglicéridos. También el estado inflamatorio y estrés oxidativo contribuyen al desarrollo de estas complicaciones hepáticas.

Alteraciones respiratorias

La Apnea Obstructiva del Sueño (AOS) es una condición que afecta a un 6-17% de los adultos, pero el riesgo aumenta hasta en un 40-90% en personas que viven con obesidad. La AOS ocasiona cansancio y somnolencia diurna y además, es un factor de riesgo de diabetes, hipertensión, dislipidemia y enfermedades cardiovasculares que a su vez son más frecuentes en los pacientes con obesidad. También existen evidencias de un mayor riesgo de alteraciones cognitivas, menor calidad de vida y mayor riesgo de accidentes en personas con AOS. La alteración del sueño, ocasionado por la AOS, produce incremento de hormonas que aumentan el apetito y reducen el gasto calórico, y por otra parte, se genera mayor insulino-resistencia, inflamación y estrés oxidativo, potenciando el riesgo de obesidad y complicaciones asociadas

Los mecanismos que condicionan un mayor riesgo de AOS, en personas con obesidad, incluyen factores mecánicos (acumulación de tejido adiposo en la zona del cuello y reducción del volumen pulmonar) y factores inflamatorios que pueden condicionar alteraciones en la permeabilidad de las vías aéreas.

Por otra parte, la obesidad aumenta el riesgo de asma en niños y adultos; un meta-análisis de 7 estudios prospectivos, encontró que la prevalencia de asma es de un 38% y un 92% en personas con sobrepeso y obesidad, respectivamente. Los mecanismos para explicar esta asociación, incluyen factores mecánicos, inflamatorios y hormonales.

Cáncer

La obesidad se asocia a un mayor riesgo de ciertos tipos de cáncer (endometrio, ovario, próstata, mamas en la mujer posmenopaúsica) colon, recto, vesícula biliar, páncreas, esófago, estómago, riñón y leucemia. Los mecanismos involucrados en la asociación entre obesidad y cáncer, incluyen la insulinoresistencia, el estado inflamatorio crónico, la liberación de factores de crecimiento tumoral desde el tejido adiposo, alteraciones de microbiota intestinal y por alteraciones hormonales, tales como la producción de estrógenos por el tejido adiposo lo cual predispone a un mayor riesgo y recidiva de cáncer de mama en la mujer post-menopaúsica. Se ha estimado que, aproximadamente, un 20% de todos los cánceres, pueden ser atribuidos a obesidad. Adicionalmente, la obesidad se asocia a un peor pronóstico y mayor mortalidad por el cáncer. Así, por ejemplo, en el estudio de las enfermeras, se encontró que aquellas mujeres con cáncer de mama que reganaban peso, presentaban una mayor tasa de recurrencia y mayor mortalidad.

Enfermedades neurológicas

Las alteraciones metabólicas e inflamatorias asociadas a la obesidad predisponen al desarrollo de alteraciones en el sistema nervioso, especialmente en la parte cognitiva. Se ha evidenciado una mayor asociación entre obesidad y demencia tipo Alzheimer. Similarmente, muchos reportes han mostrado alteraciones en el sistema nervioso autonómico y somático y se ha detectado mayor frecuencia de poli-neuropatía en personas con obesidad.

Enfermedades renales

La obesidad se asocia a alteraciones renales incluidas glomerulopatía e insuficiencia renal crónica. La obesidad es un importante factor de riesgo de insuficiencia renal crónica, pues se asocia con gran frecuencia a diabetes e hipertensión arterial, que son los principales factores de riesgo de daño renal crónico. Por otra parte, la hiperfiltración generada por una mayor demanda metabólica, puede ser otro factor causal. Un estudio demostró que el riesgo relativo de presentar daño renal crónico comparado a personas de peso normal fue de 1,87 para individuos con sobrepeso, 3,57 para aquellos con obesidad con obesidad clase I, 6,12 para aquellos con obesidad clase II y 7,07 para los con obesidad clase III.

La glomerulopatía asociada a obesidad se caracteriza por presentar proteinuria, hipertrofia glomerular, glomeruloescle-

rosis y disminución de la función renal. Se ha reportado que por cada 5 kg/m^2 de aumento en el IMC, la mortalidad asociada a enfermedad renal aumenta en un 60%.

Reflujo Gastro-esofágico (RGE)

Estudios han evidenciado una asociación directa entre el IMC y el perímetro abdominal con una mayor presencia de RGE, gastritis erosiva y mayor riesgo de adenocarcinoma gástrico.

Enfermedades osteoarticulares

Los pacientes con obesidad más severa, presentan con frecuencia problemas para realizar las actividades de la vida diaria, tales como: caminar, subir escaleras, agacharse, etc. Además de una menor capacidad para realizar ejercicio físico. Esto, asociado a la carga mecánica del propio peso corporal y la anormal distribución de grasa corporal en el abdomen condicionan una mayor frecuencia de problemas musculoesqueléticos y osteoarticulares (artrosis, artritis).

Infertilidad

Las mujeres con obesidad presentan mayor tasa de infertilidad atribuida a la resistencia insulínica, inflamación crónica con alteraciones hormonales asociadas, lo cual genera una foliculogénesis alterada y atresia folicular. Esto también condiciona una menor tasa de resultados positivos en los tratamientos de fertilidad asistida. También las mujeres con obesidad presentan mayor frecuencia de problemas durante el embarazo.

Es importante mencionar además, que los hombres con obesidad, principalmente aquellos con mayor acumulación de grasa en el abdomen, presentan mayor frecuencia de disfunción eréctil y alteraciones en la espermatogénesis.

Alteraciones Inmunológicas

La obesidad induce alteraciones del sistema inmune, que incluso pueden presentarse en niños con obesidad. Esto se ha asociado con una mayor susceptibilidad y severidad a infecciones, especialmente respiratorias, urinarias, cutáneas y post quirúrgicas, las cuales pueden prolongar la estancia hospitalaria e incrementar el riesgo de mortalidad.

Durante la epidemia de influenza H1N1 se demostró una mayor gravedad y mortalidad en pacientes con obesidad, situación similar a lo que se ha evidenciado durante la pandemia de COVID-19, en que diversos estudios han demostrado mayor tasa de complicaciones y mortalidad en pacientes con obesidad.

Por otra parte, se ha establecido una asociación directa entre obesidad y enfermedades inmunológicas. Diversos estudios han demostrado que la obesidad incrementa, significativamente, el riesgo de artritis reumatoide, esclerosis múltiple, psoriasis y artritis psoriática.

Consecuencias psicológicas y sociales

Se ha demostrado que las personas que viven con obesidad presentan mayor frecuencia de problemas psicológicos, tales como, depresión, ansiedad, alteraciones de la conducta alimentaria y adicciones, lo cual deteriora aún más su calidad de vida. Se estima que hasta un 60% de los pacientes con obesidad, principalmente aquellos pacientes con formas más severas de obesidad, presentan algún tipo de problema psicológico. Estas complicaciones son muchas veces resultado de la estigmatización y discriminación que viven las personas con obesidad, incluso desde la niñez, que se presenta desde su propio grupo familiar, los ambientes educacionales, laborales e incluso de parte de profesionales de la salud. Estudios han evidenciado que las personas que viven con obesidad, no completan sus estudios, perciben salarios más bajos y tienen menos relaciones de pareja en comparación a personas delgadas.

Consecuencias económicas

La obesidad significa un importante gasto para los sistemas de salud, ya sea por los costos directos, es decir, debidos a los problemas de salud asociados (consultas médicas, exámenes, medicamentos, hospitalizaciones, etc.) y los costos indirectos que se refiere a la mayor tasa de desempleos, mayor ausentismo, menor productividad laboral (asociados a las complicaciones médicas), menor calidad de vida y pérdida de años de vida para las personas que viven con obesidad. Estos costos, directos e indirectos, afectan negativamente la economía y el bienestar global de un país. Un estudio realizado en países de la Organización para la Cooperación y Desarrollo Económico (OCDE), reveló que la obesidad significa un costo económico global de 3,3% del PIB (producto interno bruto), variando desde un 1,6% en Japón hasta un 5,3% en México, costos que con el aumento de la obesidad serán aún mayores en el futuro.

Mortalidad

Los pacientes con obesidad tienen una mayor tasa de mortalidad por todas las causas, especialmente por enfermedades cardiovasculares y cáncer. Un meta-análisis que incluye 239 estudios, evidenció que la mortalidad total más baja se encuentra en aquellas personas con un IMC entre 20 y 25 kg/m^2 y aumenta, significativamente, bajo y sobre este rango de IMC. Por otra parte, también se ha establecido una mayor mortalidad asociada a la obesidad abdominal. Un reciente meta-análisis demostró que la adiposidad central, evaluada con distintos indicadores, se asoció a un mayor riesgo de mortalidad por todas las causas.

Referencias

1. Abdelaal M, le Roux CW, Docherty NG. Morbidity and mortality associated to obesity. Ann Transl Med 2017; 5(7):161-173

2. Lung T, Jan S, Tan EJ, Killedar A, Hayes A. Impact of overweight, obesity and severe obesity on life expectancy of Australian adults. Int J Obes (Lond). 2019 Apr;43(4):782-789. doi: 10.1038/s41366-018-0210-2. Epub 2018 Oct 3. PMID: 30283076.

3. Finer N. Medical consequences of obesity. Medicine (Baltimore) 2015; 43(2):88-93.

4. Mika Kivimäki, Eeva Kuosma, Jane E Ferrie, et al. Overweight, obesity, and risk of cardiometabolic multimorbidity: pooled analysis of individual-level data for 120 813 adults from 16 cohort studies from the USA and Europe. Lancet Public Health 2017; 2: e277–85.

5. Lopez-Jimenes. F, Almahmeed W, Bays H et al. Obesity and cardiovascular disease: mechanistic insights and management strategies. A joint position paper by the World Heart Federation and World Obesity Federation. Eur J Prev Cardiol 25 August 2022 https://doi.org/10.1093/eurjpc/zwac187.

8 Las repercusiones e implicaciones del estigma y la discriminación por la obesidad

Stuart W. Flint
Facultad de Psicología, Universidad de Leeds,
Leeds, Reino Unido.
Scaled Insights, Nexus, Universidad de Leeds,
Leeds, Reino Unido.

Verónica Vázquez-Velázquez
Clínica de Obesidad y Trastornos de la Conducta
Alimentaria, Instituto Nacional de Ciencias Médicas y
Nutrición Salvador Zubirán, Ciudad de México, México.
Obesidades, Ciudad de México, México.

Resumen del capítulo

La importancia del estigma y la discriminación por la obesidad ha aumentado en las dos últimas décadas, ya que varios estudios empíricos han puesto de manifiesto su generalización y las repercusiones en las personas que las sufren. En este capítulo, analizaremos definiciones y terminologías que se suelen utilizar para describir el estigma hacia la obesidad, la prevalencia de acuerdo con informes de todo el mundo, la importancia y las repercusiones del lenguaje, y las consecuencias del estigma en las personas que viven con obesidad. Además, incluimos el relato, de una persona que vive con obesidad, acerca de sus experiencias y las repercusiones de la estigmatización para destacar la importancia de este tema y por qué todos debemos tomar medidas para acabar con ello. En particular, planteamos las principales implicancias para que profesionales de la salud y aquellos que son responsables de políticas de salud, aborden la estigmatización y discriminación de la obesidad.

¿Qué es el estigma hacia la obesidad?

Se utilizan diferentes términos para describir el estigma y la discriminación hacia la obesidad. Estos términos suelen utilizarse para describir actitudes, creencias y comportamientos negativos, dirigidos a las personas por su tamaño o figura corporal. Aunque, personas de todos los tamaños y figuras pueden sufrir de estigma y discriminación, en este capítulo nos centramos en la estigmatización dirigida a las personas que viven con obesidad. Durante más de 50 años, se han mostrado evidencias de esta estigmatización dirigida a personas que viven con obesidad. Esto ha ido en aumento, observandose día a día y en distintos entornos.

Gran parte de las evidencias que ponen de manifiesto el estigma explícito hacia la obesidad y desde el desarrollo del *Implicit Association Test*, algunos estudios han demostrado que ciertas ideas sesgadas implícitas hacia personas con un mayor peso, están igualmente, generalizadas. En diversos estudios se ha demostrado que el estigma hacia el peso es reportado por personas de todos los rangos de peso, incluidas aquellas con obesidad, con la interiorización de estas ideas sesgadas sobre el peso como un punto clave, dada su asociación, por ejemplo, con la disminución de la autoestima y la falta de compromiso con la atención médica. La interiorización de las ideas sesgadas sobre el peso se produce cuando las personas se culpan a sí mismas y dirigen la estigmatización hacia ellas, lo que conduce a una autodesvalorización.

En la Figura 1, podemos ver el desarrollo de actitudes de estigmatización hacia el peso y las conductas de discriminación. Al igual que sucede con cualquier otra forma de prejuicio, el estigma hacia la obesidad se aprende. Desde una edad temprana, niños y jóvenes están expuestos a estereotipos relacionados con el peso que pueden dar lugar a prejuicios implícitos o explícitos hacia las personas en función de su tamaño

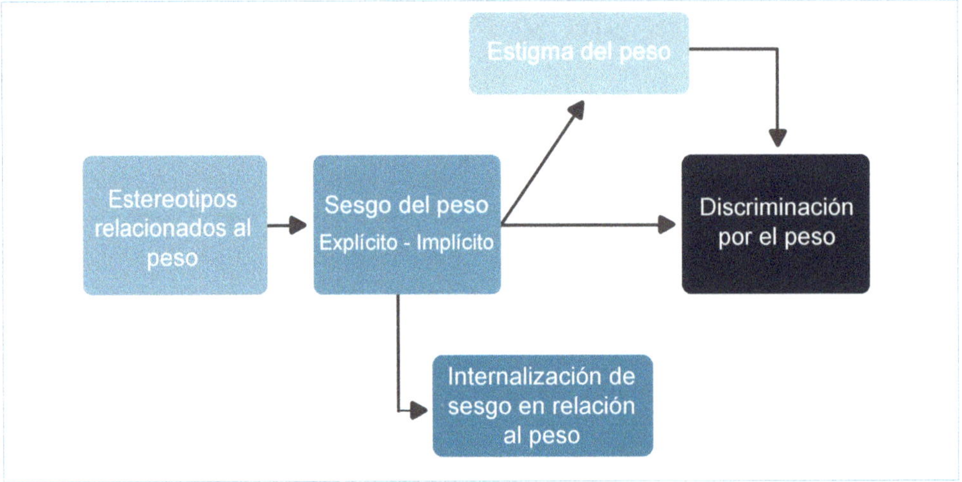

Figura 1: *desarrollo del estigma hacia la obesidad y de la discriminación.*

y figura corporal. Esto, puede conducir al desarrollo de actitudes negativas de discriminación, así como a la interiorización de los prejuicios respecto al peso que, como explicaremos más adelante, pueden tener un efecto perjudicial.

Definiciones

- Estereotipos relacionados con el peso: generalizaciones, tales como, las personas con sobrepeso u obesidad, son perezosas y glotonas, carecen de fuerza de voluntad y autodisciplina, son poco inteligentes, socialmente ineptas e incompetentes, no están motivadas para mejorar su salud, no se adhieren al tratamiento médico y tienen la culpa de tener un elevado peso corporal.

- Ideas sesgadas sobre el peso: preferencias a favor o en contra de las personas en función de su peso. Estas ideas sesgadas se manifiestan en forma de estereotipos o prejuicios.

- Ideas sesgadas explícitas sobre el peso: preferencia consciente e intencionada hacia o contra las personas en función de su peso.

- Ideas sesgadas implícitas sobre el peso: preferencia inconsciente hacia o contra las personas en función de su peso.

- Interiorización de las ideas sesgadas sobre el peso: se produce cuando las personas se culpan a sí mismas y se estigmatizan por su exceso de peso. Entre las interiorizaciones, se incluye estar de acuerdo con los estereotipos y aplicarlos a uno mismo, así como la autodesvalorización. La generación de las ideas sesgadas sobre el peso, es un proceso que incluye, a grandes rasgos: (i) la conciencia de los estereotipos negativos, (ii) estar de acuerdo con estos estereotipos, (iii) la aplicación de los estereotipos a uno mismo, y (iv) la autodesvalorización debido a la propia identidad estigmatizada.

- Estigma hacia la obesidad: desvalorización social y actitudes negativas dirigidas a las personas con mayor peso corporal.
- Discriminación hacia las personas con obesidad: formas explícitas de prejuicios relacionados con el peso y trato injusto (conductas sesgadas) hacia las personas con mayor peso corporal.

Prevalencia del estigma hacia la obesidad

Personas de todas las edades y de todos los lugares del mundo, han declarado actitudes estigmatizadoras hacia las personas que viven con obesidad. Las personas que viven con obesidad experimentan estigma y discriminación por su peso casi a diario en una serie de entornos que incluyen, entre otros, los hospitales, los lugares de trabajo, el hogar, los medios de comunicación y las escuelas. En las escuelas, los niños declaran haber experimentado acoso, burlas y victimización que pueden repercutir en su participación y rendimiento escolar, así como en la preocupación por la imagen corporal y una reducción de la autoestima. Las burlas relacionadas con el peso, se han señalado como la forma más común de acoso en los niños y jóvenes, dándole más importancia a la figura y al tamaño del cuerpo que, por ejemplo, al rendimiento escolar. Los niños y los jóvenes también experimentan la estigmatización por su peso en casa, por parte de los miembros de la familia.

En los lugares de trabajo, las personas que viven con obesidad sufren estigmatización y discriminación en las fases de contratación y ascenso, por parte de sus compañeros u otros empleados. Además, se les exige que rindan más, se les percibe como si tuvieran menos cualidades de liderazgo y reciben un salario inferior en comparación con sus compañeros con un rango de peso saludable.

Existe una gran cantidad de pruebas que demuestran que las personas experimentan estigmatización por su peso en los hospitales, profesionales de la salud de diversas áreas informan sobre la existencia de actitudes negativas hacia las personas que viven con obesidad. El estigma hacia la obesidad también se ha observado en estudiantes de medicina.

Importancia del lenguaje y la comunicación

La importancia que da la sociedad a la apariencia y, en este caso, a la figura y el tamaño corporal, ha hecho que hablar del peso pueda ser un tema delicado para personas de cualquier peso corporal. El uso de un lenguaje que estigmatiza y es despectivo, puede tener un efecto negativo. Se ha comprobado que, en entornos donde se atiende la salud, el uso de un lenguaje estigmatizador influye de manera negativa en la relación entre el paciente y el profesional, y en la asistencia y compromiso del paciente en el futuro con la atención médica.

A continuación, se presentan algunas estrategias para evitar usar un lenguaje que estigmatiza:

CONSIDERACIONES	RECOMENDACIONES
1. Pedir permiso para hablar del peso - Mostrar empatía y respeto por la persona	√ Utilizar preferentemente: «¿le parece bien si hablamos de su peso?». x Evitar: «tenemos que hablar de su peso».
2. Utilizar palabras neutras - Comenzar siempre la conversación con un término neutro.	√ Utilizar preferentemente: peso, índice de masa corporal. x Evitar: «gordo», «extremadamente obeso».
3. Animar a la persona a que indique sus términos de preferencia - No todas las personas prefieren la misma terminología en relación con el peso.	√ Utilizar preferentemente: «cuando hablemos de su peso, ¿qué términos le parece bien que utilice?». x Evitar: «usted es obeso».
4. Utilizar un lenguaje centrado en la persona - Dignificar al paciente y reconocer que una persona no se define por una característica o estado de salud.	√ Utilizar preferentemente: persona que vive con obesidad, persona con un mayor peso. x Evitar: persona obesa, persona gorda.
5. Reflexionar sobre el lenguaje verbal y no verbal - El lenguaje corporal es importante.	√ Utilizar preferentemente: llamar al paciente por su nombre, establecer contacto visual, respetar el espacio físico, tener cuidado con los gestos, mantenerse emocionalmente presente y mostrar interés, crear una atmósfera empática (confianza, seguridad, compasión). x Evitar: pasar la mayor parte de la consulta mirando la computadora, el expediente o el teléfono celular; señalar con el dedo; no prestar atención a las reacciones o sentimientos del paciente; utilizar un tono de voz que sugiera sarcasmo, enojo, etc.
6. Evitar culpar a las personas y los comentarios que provocan sentimientos de culpa - En función de la evidencia científica sobre la obesidad, reconocer que es un problema multifactorial y no se trata simplemente de una elección o falta de fuerza de voluntad.	√ Utilizar preferentemente: «ha mencionado que le interesa su salud. Dígame cómo podemos desarrollar un plan para mejorarla». x Evitar: «si se esforzara más, perdería peso».
7. No generalizar ni hacer suposiciones - Tomarse el tiempo necesario para hablar de los factores que la persona considera que influyen en su peso. Dado que son muchos los factores que pueden conducir al aumento de peso, y que para algunas personas pueden ser más influyentes que para otras, es importante ser consciente de que hay muchas razones por las que una persona puede desarrollar obesidad.	√ Utilizar preferentemente: «por favor, dígame qué cree que ha influido en su peso». x Evitar: «simplemente hay que comer menos y moverse más».

Es importante que todos consideremos y tomemos las medidas necesarias para mejorar nuestro lenguaje y nuestra comunicación en relación al peso corporal. Mejorar el lenguaje, la narrativa y el encuadre acerca de la obesidad, es un paso importante que puede contribuir a reducir el estigma y la discriminación, pero también puede tener efectos beneficiosos, por ejemplo, en el compromiso con la atención médica. La narrativa que estigmatiza a las personas que viven con obesidad se ha arraigado en nuestra sociedad, por lo que es frecuente observarla en los medios de comunicación, y puede ser utilizada por profesionales de la salud, profesores y empleadores. Por lo tanto, mejorar la narrativa no será un cambio rápido, pero es un paso importante. En la medida de lo posible, también podemos decir algo cuando alguien esté utilizando una retórica estigmatizadora y ofrecer recomendaciones para mejorar su lenguaje.

Repercusiones del estigma hacia la obesidad

Conductas de salud y otras repercusiones

Cabe destacar que, en la sociedad, muchas personas piensan, erróneamente, que el estigma y la discriminación hacia las personas con obesidad pueden tener un impacto positivo; de hecho, en algunos casos, se fomentan. Esta idea suele girar en torno a la percepción de que estas experiencias motivarán más a la persona a adoptar conductas saludables y perder peso. Una gran cantidad de investigaciones empíricas han descartado esta idea, a pesar de los constantes mensajes en la sociedad que dicen lo contrario, sobre todo en los medios de comunicación. Tanto en el caso de niños como de adultos, las experiencias de estigmatización y discriminación por el peso se asocian con el aumento de peso y, para algunos, con la transición del sobrepeso a la obesidad.

En diversos estudios se ha demostrado que, cuando las personas que viven con obesidad experimentan estigma por su peso, tiene un efecto perjudicial. Las personas pueden responder de forma negativa y pueden incluir ciertas conductas, como por ejemplo: evitan la búsqueda de atención médica y, en algunos casos, reducen la actividad física, incrementan la ingesta de alimentos con alto contenido calórico, comen en exceso por motivos emocionales o se dan atracones y abusan de sustancias (como el alcohol o ciertos alimentos).

En estudios experimentales, se demuestra que el estigma hacia la obesidad puede provocar un aumento de la ingesta de alimentos, independientemente del IMC. Dadas las repercusiones del estigma, este puede tener efectos más amplios en la educación, el empleo y el aislamiento, lo que puede reducir las oportunidades de la persona de contribuir y participar en la sociedad. Además, debido a la interiorización de las ideas sesgadas sobre el peso y la autodesvalorización, también se puede ver afectada la forma en que una persona participa en la sociedad (por ejemplo, la búsqueda de empleo).

Salud mental y física

Las experiencias de estigma tienen consecuencias psicológicas adversas, ya que se trata de una experiencia estresante para muchas personas, que pueden haberla sufrido durante mucho tiempo en diversos ámbitos de la vida. De hecho, dichas experiencias se han asociado, en numerosas ocasiones, con problemas de salud mental como depresión, disminución de la autoestima, ansiedad, pobre imagen corporal, reducción del bienestar, disminución de la calidad de vida y pensamientos y conductas suicidas. La asociación entre las experiencias de estigma, la discriminación y los problemas de salud mental, son independientes del peso.

Existen numerosas evidencias en las que se demuestra la asociación entre las experiencias de estigmatización, la discriminación y los problemas de salud física, incluidos los factores de riesgo cardiometabólico a largo plazo y niveles elevados de proteína C reactiva y cortisol. En los estudios también se indica que las experiencias de discriminación por el peso se asocian con un mayor riesgo de mortalidad.

En el estudio longitudinal sobre el envejecimiento (N = 5056 adultos de mediana y avanzada edad), se observó que la discriminación percibida explicaba aproximadamente el 40% de la asociación entre la obesidad y los síntomas de depresión o de problemas psicológicos. También se observó que los adultos que sufrieron discriminación por su peso tenían niveles más altos de cortisol y de proteína C-reactiva circulante, un marcador de inflamación sistémica. Es decir, el estigma hacia la obesidad puede causar, tanto estrés fisiológico, como inflamación. En otro estudio, realizado en el Reino Unido con 3609 adultos, la discriminación percibida explicaba el 29% de la asociación entre la obesidad y la disfunción fisiológica.

El estigma hacia la obesidad en los entornos de salud

«Cuando se traslada al consultorio, se convierte en una amenaza a la salud en sí misma, que presenta un riesgo de desigualdad y dificulta los esfuerzos de intervención y adherencia tanto de los médicos como de los pacientes».

A pesar de lo que se cree, existen abundantes evidencias que demuestran que los profesionales de la salud no son inmunes a las actitudes de estigmatización hacia las personas con obesidad. Esto se puede traducir en experiencias de salud estigmatizadoras, una atención médica desigual (por ejemplo, en cuanto al acceso y al nivel de atención) y una menor probabilidad de que el paciente intente mejorar su salud en el futuro.

Varios estudios han demostrado que los profesionales de la salud de numerosas áreas mantienen actitudes de estigmatización por el peso, incluidos médicos de cabecera y especialistas, enfermeros, nutricionistas, entrenadores personales de ejercicio, psicólogos, y estudiantes de medicina. Por ejemplo, se ha observado que el 69% de los médicos, el 46% de los enfermeros y el 37% de los nutricionistas tienen actitudes sesgadas hacia las personas con obesidad. Cabe señalar que, incluso los profesionales de la salud especializados en el manejo de la obesidad también declaran actitudes estigmatizadoras. Algunas de las percepciones estigmatizadoras que señalan los profesionales de la salud son que las personas con obesidad son perezosas, tienen menos disciplina, se adhieren menos al tratamiento y son más molestas, en comparación con los pacientes de menor peso.

La consecuencia de los prejuicios conscientes e inconscientes hacia las personas que viven con obesidad entre los profesionales de la salud es que los pacientes pueden recibir menos apoyo, atención y empatía. Ciertos estudios han demostrado que los médicos que mantienen actitudes de estigmatización por el peso dedican menos tiempo a las citas, tienen menos paciencia y deseo de apoyar a las personas que viven con obesidad, tratan a los pacientes con menos respeto y dignidad y, en algunos casos, los tratan con condescendencia. También mencionan que tratar a personas que viven con obesidad supone una mayor pérdida de tiempo.

Las personas que viven con obesidad y que afirman haber experimentado ideas sesgadas respecto a su peso en entornos sanitarios tienen menos confianza en los profesionales de la salud, obtienen peores resultados en el tratamiento y pueden ser más propensas a evitar la atención médica en el futuro. Debido a experiencias anteriores de estigmatización en entornos de salud,

las personas que viven con obesidad tienen menos probabilidades de acceder a los servicios médicos y de realizarse exámenes de salud; de hecho, hay personas que retrasan la atención o renuncian a ella. Por ejemplo, las mujeres con sobrepeso retrasan las pruebas rutinarias de detección de cáncer porque consideran que su peso es un obstáculo. Se realizan menos exámenes pélvicos anuales a mujeres con un peso más elevado, y un 83% de los médicos se muestran reacios a realizar un examen a mujeres con obesidad.

Dada la importancia del entorno sanitario y el papel de los profesionales de la salud a la hora de respaldar la salud pública, la naturaleza generalizada del estigma y la discriminación en la asistencia médica ponen de relieve la necesidad de formar, en estos temas, a los profesionales que ejercen en la actualidad y de incluir dichos temas en la educación de los futuros profesionales de la salud. La atención médica debe constituir un entorno seguro e imparcial para todo el mundo, que permita al paciente acceder a los servicios y recibir una atención sin prejuicios. Este debería ser también el caso para las personas que viven con obesidad. Se pone énfasis en la atención médica imparcial y equitativa en el objetivo de la Organización Mundial de la Salud de 2016 de «cero discriminación en la atención médica».

Menor búsqueda de atención en salud

El ciclo de la obesidad y las ideas sesgadas en los entornos de la salud, comienzan cuando las consecuencias en la salud hacen que sea más necesario acudir a los servicios médicos (por ejemplo, citas con el médico o acceso a los servicios más frecuentes). Pero si el paciente percibe una actitud negativa o ideas sesgadas sobre su peso por parte del profesional de la salud, es posible que responda con sentimientos negativos, lo que puede incrementar la probabilidad de que en el futuro evite la búsqueda de los servicios. A su vez, esto puede exacerbar conductas de autocuidado deficientes y podría contribuir a la aparición de más complicaciones y problemas de salud asociados.

Las ideas sesgadas sobre el peso que llevan al estigma en los entornos de la salud se expresan de las siguientes formas:

1. Experiencias negativas en el consultorio:

- Tener salas de espera con sillas y material de lectura inadecuados.

- Examinar o pesar a los pacientes con equipos pequeños.

2. Un trato irrespetuoso por parte del profesional de la salud:

- Hacer comentarios negativos e insensibles sobre su peso.

- Asumir que se debe a la falta de fuerza de voluntad, culpar al paciente por el problema o asumir que no está motivado o interesado en perder peso o que nunca ha hecho nada al respecto.

- Sentarse más lejos del paciente

- Utilizar menos contacto visual.

- Estar menos comprometido (menos paciencia, menor deseo de ayudar al paciente).

- Evitar las discusiones sobre la pérdida de peso debido a la percepción de que es una pérdida de tiempo.

- Dedicar menos tiempo a la educación sobre la salud.

- Subutilizar otros servicios que pueden ayudar al paciente.

- Cancelar o aplazar con mayor frecuencia las consultas.

- Cometer más omisiones o errores en los diagnósticos (incluido el diagnóstico de obesidad).

Por otro lado, la evasión de la atención por parte de los pacientes puede definirse de las siguientes maneras:

1. Tener poca confianza, entendimiento y comunicación en la relación con el profesional de la salud.

2. Reducir, cancelar o aplazar el uso de los servicios médicos preventivos.

3. Tener una menor comprensión, cumplimiento y satisfacción con los tratamientos médicos (más propensos a cambiar de médico o a buscar «estrategias rápidas» para perder peso que podrían perjudicar su salud).

4. Menor participación en conductas saludables o de autocuidado (las personas que declaran haber sido discriminadas por su peso tenían 3 veces más probabilidades de desarrollar o mantener la obesidad).

Testimonio sobre el estigma de la obesidad en la asistencia médica

A continuación, se presenta una experiencia de estigmatización relatada por una persona con obesidad residente en México.

"Una vez fui con un endocrinólogo. Cuando entré en el consultorio, me miró con cara de asco. Le di la mano para saludarlo, pero me ignoró y me dejó con la mano extendida. Me dijo que me sentara (en una silla en la que apenas cabía) y, sin más, me dijo que estaba muy mal y que necesitaba una histerectomía. Me preguntó qué había comido el día anterior. Desgraciadamente, había sido el cumpleaños de mi madre, por lo que comí bastante. Me dijo que cómo podía esperar no estar tan gorda si comía tanto. La pesadilla duró más de media hora en la que no paró de regañarme. Quería que volviera en un mes con exámenes nuevos. No volví. Tardé casi un año en buscar otro médico.

Con el nuevo endocrinólogo, comencé un tratamiento para la obesidad que incluía medicación, nutrición y apoyo psicológico, ya que tenía varios problemas de salud, sociales y emocionales. Un año después, con 30 kilos menos, me hicieron una histerectomía. Durante la hospitalización y después de ella, experimenté comentarios y actitudes desagradables de los enfermeros y los médicos en relación con mi aspecto. Por ejemplo: «Tiene las nalgas muy grandes (con un gesto acusador), ¿cómo la vamos a vendar?», «A partir de ahora debería intentar comer menos... (no tenía apetito, pero me lo repetían cada vez que venían a mi habitación)» o «Si tiene escaleras en casa, seguro que no las usa». Me sentí muy mal por estos comentarios, a lo que había que sumarle las molestias causadas por la cirugía. Quería defenderme, pero hay veces que una se cansa de estas situaciones.

Cuando volví a la revisión, había perdido 10 kilos más. El médico me dijo: «pensé que volvería más gorda». Cuando lo recuerdo, me dan ganas de llorar, porque aunque fue un pequeño «éxito» para mí, veo la falta de empatía de los profesionales de la salud, su ignorancia y, por desgracia, una gran cantidad de prejuicios. Hay médicos que tienden a juzgar con básculas antiguas y tienen una visión muy limitada acerca de las causas de la obesidad. Creo que es urgente que actualicen su práctica. Cuando conocen a una persona que vive con obesidad, las personas asumen que está en el «punto cero», es decir, que no está haciendo o no ha hecho nada por mejorar y que, además, se pasa el día comiendo. No quiero compasión. Solo quiero RESPETO." *MF, 41 años.*

Ha llegado el momento de abordar el estigma y la discriminación por la obesidad

Dadas las repercusiones de la estigmatización y la discriminación en las personas que viven con obesidad, así como las repercusiones más amplias en la sociedad, es crucial que los responsables de las políticas públicas tomen medidas para señalar la prevalencia y, en muchos casos, la aceptación de la estigmatización y la discriminación por el peso. El estigma hacia la obesidad está arraigado en la sociedad y, por lo tanto, en muchos casos, es implícito y no intencionado. Los responsables deben considerar el desarrollo de políticas sobre salud pública y obesidad para, en primer lugar, garantizar que las políticas en sí mismas estén libres de estigmatización y discriminación y, en segundo lugar, respaldar las intervenciones para acabar con esto en la sociedad, así como en las iniciativas o medidas en el lugar de trabajo o la atención médica.

Acabar con el estigma y la discriminación por el peso, también puede respaldar los valores sociales de igualdad, diversidad e inclusión, de modo que las personas que viven con obesidad se sientan incluidas y tengan las mismas oportunidades de participar y contribuir en la sociedad. De hecho, todo el mundo debería tener derecho a formar parte de la sociedad y contribuir a ella, por lo que podría ser beneficioso endurecer la legislación para promover una mayor igualdad y, si procede, proteger a las personas que sufren discriminación por su figura o tamaño corporal. Por lo tanto, es necesario un cambio sistemático para hacer frente a la omnipresencia de la estigmatización y la discriminación por el peso que se observa en toda la sociedad.

Recomendaciones para reducir el estigma hacia la obesidad

A continuación, se presentan recomendaciones para reducir el estigma y la discriminación que sufren las personas que viven con sobrepeso y obesidad.

Personas que viven con obesidad

Cuando se sienta cómodo, puede hacer lo siguiente:

- Hablar sobre el estigma y cómo le afecta.
- Defender sus propios derechos.
- Decir algo si observa que alguien está estigmatizando o discriminando a otra persona por su peso.
- Buscar el apoyo de otras personas de confianza (por ejemplo, familiares, amigos, profesionales de salud mental).
- Adoptar estrategias de afrontamiento (hablar con otras personas, técnicas de relajación, apoyo social, técnicas de resolución de problemas).

Familia

- Pensar en su lenguaje y la forma en que se comunica sobre su apariencia y la de su familia, incluido el peso.
- Reflexionar sobre sus actitudes y estereotipos sobre el tamaño corporal.
- Ser solidario y compasivo cuando hable con su familia sobre la salud.

Profesionales de la salud

- Reflexionar y, si corresponde, cuestionar sus propias actitudes hacia las personas con sobrepeso y obesidad.

- Informarse sobre las evidencias acerca de la complejidad de la obesidad.

- Abordar la idea errónea de que el peso puede cambiar fácil y rápidamente.

- Realizar cursos de capacitación para mejorar sus conocimientos sobre cómo atender a las personas con obesidad.

- Defender los derechos de los pacientes.

- Decir algo si observa que alguien está estigmatizando o discriminando a otra persona por su peso.

- Ser empático (tomando en cuenta la perspectiva, imaginarse a sí mismo como miembro de un grupo estigmatizado y escribir sobre sus experiencias).

- Lograr que el acceso a los servicios de salud sea equitativo para todos.

- Crear un entorno de cuidado en salud inclusivo para personas con cualquier peso, incluido el equipamiento y las instalaciones (por ejemplo, sillas sin descansa-brazos o batas de talla adecuada para personas de distintos tamaños).

Sociedad

- Cambiar la narrativa para hacer frente a la cultura de la culpa asociada al sobrepeso y la obesidad.

- Promover la justicia social.

- Desafiar la estigmatización y la discriminación por el peso.

- Dejar de avergonzar al paciente e integrar un enfoque de bienestar inclusivo para personas con todo tipo de peso.

- Respetar la diversidad y evitar los estereotipos.

Medios de comunicación

- Utilizar lenguaje en primera persona e imágenes no estigmatizadoras (existen varios bancos de imágenes no estigmatizadoras de uso gratuito, como los de *World Obesity Federation, Obesity Canada, Obesity Action Coalition*, Obesidades).

- Asegurarse de que las noticias, los artículos e informes se basen en resultados científicos y en estudios basados en evidencia.

- Identificar fuentes de información adecuadas (entrevistas con profesionales de la salud formados en obesidad, de instituciones reconocidas, etc).

Responsables políticos

- Endurecer la legislación para prohibir la discriminación.

- Poner en práctica programas de educación (contra el acoso) en las escuelas, el lugar de trabajo, los hospitales y los medios de comunicación.

- Desarrollar una legislación que promueva entornos inclusivos para personas con cualquier peso (por ejemplo, estacionamientos, restaurantes, etc.)

Glosario

- **Estereotipos relacionados con el peso:** generalizaciones de que las personas con sobrepeso u obesidad son perezosas y glotonas, carecen de fuerza de voluntad y autodisciplina, son poco inteligentes, socialmente ineptas e incompetentes, no están motivadas para mejorar su salud, no se adhieren al tratamiento médico y tienen la culpa de tener un elevado peso corporal.

- **Ideas sesgadas sobre el peso:** preferencias a favor o en contra de las personas en función de su peso. Estas ideas sesgadas se manifiestan en forma de estereotipos o prejuicios.

  - **Ideas sesgadas explícitas sobre el peso:** preferencia consciente e intencionada hacia o contra las personas en función de su peso.

  - **Ideas sesgadas implícitas sobre el peso:** preferencia inconsciente hacia o contra las personas en función de su peso.

- **Interiorización de las ideas sesgadas sobre el peso:** se produce cuando las personas se culpan a sí mismas y se estigmatizan por su exceso de peso. Entre las interiorizaciones se incluyen estar de acuerdo con los estereotipos y aplicarlos a uno mismo, así como la autodesvalorización. La generación de las ideas sesgadas sobre el peso es un proceso que incluye, a grandes rasgos: (i) la conciencia de los estereotipos negativos, (ii) estar de acuerdo con estos estereotipos, (iii) la aplicación de los estereotipos a uno mismo, y (iv) la autodesvalorización debido a la propia identidad estigmatizada.

- **Estigma hacia la obesidad:** desvalorización social y actitudes negativas dirigidas a las personas con un mayor peso corporal.

- **Discriminación hacia las personas con obesidad:** formas explícitas de prejuicios relacionados con el peso y trato injusto (conductas sesgadas) hacia las personas con un mayor peso corporal.

Referencias

1. Richardson SA, Goodman N, Hastorf AH, Dornbusch SM. Cultural uniformity in reaction to physical disabilities. Am Sociol Rev. 1961; 26: 241– 247.

2. Latner JD, Stunkard AJ. Getting worse: the stigmatization of obese children. Obes Res. 2003; 11(3): 452-6.

3. Vartanian LR, Pinkus RT, Smyth JM. The phenomenology of weight stigma in everyday life. J Contextual Behav Sci. 2014; 3(3): 196-202.

4. Greenwald AG, McGhee DE, Schwartz JL. Measuring individual differences in implicit cognition: the implicit association test. J Pers Soc Psychol. 1998; 74(6):1464.

5. Flint SW, Hudson J, Lavallee D. UK adults' implicit and explicit attitudes towards obesity: a cross-sectional study. BMC Obes. 2015; 2(1):1-8.

6. Puhl RM, Andreyeva T, Brownell KD. Perceptions of weight discrimination: prevalence and comparison to race and gender discrimination in America. Int J Obes. 2008; 32(6): 992-1000.

7. Hayward LE, Vartanian LR, Pinkus RT. Weight stigma predicts poorer psychological well-being through internalized weight bias and maladaptive coping responses. Obes. 2018; 26(4): 755-61.

8. Mensinger JL, Tylka TL, Calamari ME. Mechanisms underlying weight status and healthcare 575 avoidance in women: A study of weight stigma, body-related shame and guilt, and healthcare 576 stress. Body Image. 2018; 25: 139-147.

9. Puhl RM, Latner JD, O'Brien K, Luedicke J, Daníelsdóttir S, Forhan M. A multinational examination of weight bias: predictors of anti-fat attitudes across four countries. Int J Obes. 2015; 39(7): 1166-73.

10. Puhl RM, Brownell KD. Confronting and coping with weight stigma: an investigation of overweight and obese adults. Obes. 2006; 14(10): 1802-15.

11. Tiggemann M, Gardiner M, Slater A. "I would rather be size 10 than have straight A's": A focus group study of adolescent girls' wish to be thinner. J Adolesc. 2000; 23(6): 645-59.

12. Keery H, Boutelle K, Van Den Berg P, Thompson JK. The impact of appearance-related teasing by family members. J Adolesc Health. 2005; 37(2): 120-7.

13. Neumark-Sztainer DR, Bauer KW, Friend S, et al. Family weight talk and dieting: How much do they matter for body dissatisfaction and disordered eating behaviors in adolescent girls? J Adolesc Health. 2010; 47: 270–276.

14. Flint SW, Čadek M, Codreanu SC, Ivić V, Zomer C, Gomoiu A. Obesity discrimination in the recruitment process: "You're not Hired!". Front Psychol. 2016; 7: 647.

15. O'Brien KS, Latner JD, Ebneter D, Hunter JA. Obesity discrimination: the role of physical appearance, personal ideology, and anti-fat prejudice. Int J Obes. 2013; 37(3): 455-60.

16. Kristeller JL, Hoerr RA. Physician attitudes toward managing obesity: differences among six specialty groups. Prev Med. 1997; 26(4): 542-9.

17. Phelan SM, Burgess DJ, Yeazel MW, Hellerstedt WL, Griffin JM, van Ryn M. Impact of weight bias and stigma on quality of care and outcomes for patients with obesity. Obes Rev. 2015; 16(4): 319-26.

18. Sabin JA, Marini M, Nosek BA. Implicit and explicit anti-fat bias among a large sample of medical doctors by BMI, race/ethnicity and gender. PloS One. 2012; 7(11): e48448.

19. Teixeira FV, Pais-Ribeiro JL, da Costa Maia ÂR. Beliefs and practices of healthcare providers regarding obesity: a systematic review. Rev Assoc Med Bras. 2012; 58(2): 254-62.

20. O'Keeffe M, Flint SW, Watts K, Rubino F. Knowledge gaps and weight stigma shape attitudes toward obesity. Lancet Diabetes Endocrinol. 2020; 8(5): 363-5.

21. Swift JA, Choi E, Puhl RM, Glazebrook C. Talking about obesity with clients: preferred terms and communication styles of UK pre-registration dieticians, doctors, and nurses. Patient Educ Couns. 2013; 91(2): 186-91.

22. Hunger JM, Tomiyama AJ. Weight labelling and obesity: a longitudinal study of girls aged 10 to 19 years. JAMA Pediatr. 2014; 168: 579–580.

23. Quick V, Wall M, Larson N, Haines J, Neumark-Sztainer D. Personal, behavioral and socio-environmental predictors of overweight incidence in young adults: 10-yr longitudinal findings. Int J Behav Nutr Phys Act. 2013; 10: 37.

24. Sutin AR, Terracciano A. Perceived weight discrimination and obesity. PLoS One. 2013; 8: e70048.

25. Sattler KM, Deane FP, Tapsell L, Kelly PJ. Gender differences in the relationship of weight-based stigmatisation with motivation to exercise and physical activity in overweight individuals. Health Psychol Open 2018; 5(1):2055102918759691. doi: 10.1177/2055102918759691.

26. Schvey NA, Puhl RM, Brownell KD. The impact of weight stigma on caloric consumption. Obes. 2011; 19: 1957–1962.

27. Vartanian LR. Disgust and perceived control in attitudes toward obese people. Int J Obes. 2010; 34(8): 1302-7.

28. Jackson SE, Steptoe A, Beeken RJ, Croker H, Wardle J. Perceived weight discrimination in England: a population-based study of adults aged >50 years. Int J Obes. 2015; 39: 858–864.

29. Emmer C, Bosnjak M, Mata J. The association between weight stigma and mental health: A meta-analysis. Obes Rev. 2020; 21(1): e12935.

30. Vadiveloo M, Mattei J. Perceived weight discrimination and 10-year risk of allostatic load among US adults. Ann Behav Med. 2017; 51(1): 94-104.

31. Sutin AR, Stephan Y, Luchetti M, Terracciano A. Perceived weight discrimination and C-reactive protein. Obes. 2014; 22: 1959–1961.

32. Jackson SE, Kirschbaum C, Steptoe A. Perceived weight discrimination and chronic biochemical stress: a population-based study using cortisol in scalp hair. Obes. 2016; 24: 2515–2521.

33. Sutin AR, Stephan Y, Terracciano A. Weight discrimination and risk of mortality. Psychol Sci. 2015; 26: 1803–1811.

34. Ewing E. Weight bias and stigmatisation: what is it and what can we do about it? Br J Gen Pract. 2019; 69(684): 349.

35. Rubino F, Puhl RM, Cummings DE, et al. Joint international consensus statement for ending stigma of obesity. Nat Med. 2020; 26(4): 485-97.

36. Hebl MR, Xu J. Weighing the care: physicians' reactions to the size of a patient. Int J Obes. 2001; 25(8): 1246-52.

37. Huizinga MM, Cooper LA, Bleich SN, Clark JM, Beach MC. Physician respect for patients with obesity. J Gen Intern Med. 2009; 24(11): 1236-9.

38. Ogden J, Hoppe R. Changing practice nurses' management of obesity. J Hum Nutr Diet. 1998; 11(3): 249-58.

39. Puhl R, Suh Y. Weight bias in clinical care: Improving health care for patients with overweight and obesity. UCONN Rudd Center for Food Policy & Obesity. https://uconnruddcenter.org/wp-content/uploads/sites/2909/2020/07/CME-Complete-with-links.pdf [Last accessed 30th July 2022]

40. Flint SW. Weight stigma and discrimination: Time for change! Nutr Bull. 2019; 44: 249–253.

41. Tylka TL, Annunziato R, Burgard D, et al. The weight-inclusive versus weight-normative approach to health: Evaluating the evidence for prioritizing well-being over weight loss. J Obes. 2014; 40: 983495. DOI: 10.1155/2014/983495

42. Puhl R, Phelan SM, Nadglowski J, Kyle T. Overcoming weight bias in the management of patients with diabetes and obesity. Clin Diabetes. 2016; 34(1): 44–50. doi: 10.2337/diaclin.34.1.44

43. Pearl RL. Weight bias and stigma: Public health implications and structural solutions. Soc Issues Policy Rev. 2018; 12: 146-182. https://doi.org/10.1111/sipr.12043

9 Obesidad, fertilidad y embarazo

Verónica Álvarez
Centro Avanzado de Medicina Metabólica y
Nutrición, CAMMYN
Santiago, Chile.

Alfredo M. Germain
Centro Especializado de Vigilancia Materno-
Fetal. Unidad de Medicina Materno-Fetal.
Departamento Obstetricia y Ginecología.
Clínica Las Condes. Santiago. Chile.

Introducción

Durante estos últimos años, la frecuencia de personas con obesidad ha aumentado en todo el mundo. En Estados Unidos, más de la mitad de las mujeres en edad fértil presentan obesidad y un 8% de ellas se clasifican como obesidad extrema, (índice de masa corporal, IMC > a 40). En Europa y América, se considera que un 20% de las embarazadas presentan obesidad. En este capítulo, revisaremos el impacto que la obesidad genera sobre el ciclo reproductivo de la mujer y su hijo, con énfasis en las medidas de manejo clínico que deben ser implementadas preconcepcionalmente, durante el embarazo, parto y post parto para reducir el impacto de esta condición sobre la salud de la madre e hijo.

Alza de peso gestacional

El embarazo se caracteriza por múltiples cambios metabólicos, con un aumento progresivo de los requerimientos desde 85 kcal/día en el primer trimestre, 285 kcal/día en el segundo y 475 kcal/día en el tercer trimestre. La tasa de metabolismo basal al término del embarazo aumenta entre un 10% y 20% sobre los valores del pre-embarazo. El aumento de peso durante el embarazo aumenta desde 0,18 kg/semana en el primer trimestre a 0,54 kg/semana en el segundo y 0,49 kg/semana en el último trimestre. Respecto de la composición del aumento de peso, inicialmente, la mayor parte corresponde a tejido adiposo y al final de la gestación, está mas relacionado con el aumento de peso fetal y líquido extravascular. Aproximadamente, la mitad del aumento de peso está asociado al feto, placenta, líquido amniótico y tejido uterino. Un 25% está relacionado con el aumento del volumen de sangre, volumen extracelular y tejido de la glándula mamaria. El porcentaje restante (25%) se atribuye a los cambios metabólicos que ocurren para producir la acumulación de agua, grasa y proteínas. Las recomendaciones actuales relacionadas con el IMC previo al embarazo, guardan relación con el consumo de energía que presentan las pacientes con obesidad, las que requieren un menor incremento de peso para dar cuenta de los costos energéticos del embarazo debido a los depósitos preexistentes de energía en forma de tejido adiposo.

La recomendación del Instituto de Medicina de Estados Unidos (IOM, USA) de aumento de peso para una mujer que inicia el embarazo con obesidad (IMC mayor a 30) es de 5 a 9 kg en total, con un incremento semanal de 200 gr en el segundo trimestre y de 300 gr por semana, en el tercer trimestre. En el caso de un embarazo múltiple y con un IMC mayor a 30 al inicio del embarazo, se recomienda un aumento total de entre 11 a 19 kg. Por otro lado, es importante señalar que aquellas embarazadas con obesidad que ganan menos de 5 kg en el embarazo, aumentan el riesgo de que el bebe presente una restricción en su crecimiento al nacer.

Las embarazadas que presentan obesidad, deben ser controladas en conjunto con un profesional de la nutrición, pero si no se cuenta con ese apoyo, una idea de la calidad de la alimentación recibida puede estimarse a partir de una breve encuesta, para generar conciencia en la madre de la oportunidad de mejorar su alimentación y seleccionar la suplementación adecuada de vitaminas y minerales (Tabla 1).

Las recomendaciones dietarias durante el embarazo podrían resumirse de la siguiente forma:

- Calorías: incremento de 350- 450 cal/día segundo y tercer trimestre, no se necesita aumentar la ingesta en el primer trimestre. Las necesidades varían según actividad física y el IMC, por lo que la indicación debe ser personalizada y ajustada según el aumento de peso corporal.
- Proteínas: mínimo de 60 gr/día o 0,75 – 1,0gr proteína/kg peso/día, especialmente en el segundo y tercer trimestre.
- Hidratos de Carbono (H de C): 175 gr/día, de preferencia granos integrales, frutas y verduras. Evitar H de C refinados o altos en azúcares porque se asocian a ganancia excesiva de peso.

Entre los modelos de recomendaciones dietarias de utilidad en el embarazo, el de la dieta mediterránea ha demostrado reducir el riesgo de diabetes gestacional y de exceso de peso en el recién nacido. Este se caracteriza por recomendar:

- El aceite de oliva como la principal fuente de grasa.
- El consumo de frutos secos naturales (sin sal).
- Abundantes verduras.
- Carbohidratos integrales y de bajo índice glicémico, con un bajo contenido de azúcares.
- Consumo de pescado 2 a 3 veces por semana.
- Carnes de vacuno y embutidos procesados en muy baja cantidad.

Impacto de la obesidad sobre la fertilidad

En general, las personas con obesidad tardan más tiempo en conseguir un embarazo, ese lapso es proporcional al IMC de la persona (4% de menor probabilidad de embarazo por cada unidad de aumento de IMC sobre 29). Cuando se utilizan técnicas de reproducción asistida, en alguna de sus formas (inducción de ovulación o fertilización in vitro), las personas con obesidad evidencian una mayor dificultad en conseguir un embarazo clínico. Ellas requieren de una mayor dosis de gonadotrofinas (hormonas que estimulan el ovario) y se obtiene un menor número de folículos y de ovocitos maduros al estimular el ovario con medicamentos, por lo que hay un lapso mayor para lograr una adecuada inducción de la ovulación. Adicionalmente, las tasas de fertilización, implantación y de embarazo clínico son menores, relacionadas al aumento en el IMC de la mujer.

Los mecanismos involucrados son múltiples, existe evidencia de anormalidades endocrinas relacionadas con las señales del eje hipotálamo-hipófisis-ovario que afectan la secreción de la hormona folículo estimulante (FSH) y lúteo estimulante (LH), que son quienes estimulan al ovario, produciendo el crecimiento, maduración y expulsión del ovulo desde la superficie ovárica. Estas anormalidades generan una disfunción de la ovulación y posiblemente en la receptividad del endometrio (superficie interna del útero donde se implanta el embrión), eventos claves en la generación e implantación de una gestación fisiológica.

Considerando este impacto, la reducción del peso corporal previo a la concepción es de utilidad. La adición de un programa de estilo de vida y reducción de peso corporal en los seis meses previos al tratamiento en personas con obesidad (IMC 29 o más) e infertilidad, ha evidenciado que a los 24 meses de tratamiento reproductivo, en aquellas pacientes que fueron aleatorizadas a la intervención activa, reducen más su peso corporal (4,4 vs 1,0 kg), logran con mas frecuencia un embarazo espontáneo (1,6 veces) y reducen la necesidad de tratamientos para la inducción de la ovulación a la mitad (0,54 veces) que aquel grupo sin la intervención. Los resultados de los embarazos y partos de quienes logran un embarazo son semejantes en ambos grupos.

Impacto sobre el embarazo en la madre y su hijo

Durante el embarazo, las personas con obesidad presentan una mayor frecuencia de complicaciones maternas y fetales. Un meta-análisis reciente en 265.000 pacientes, de diferentes partes del mundo (Europa, Norte América y Australia), evidenció que las personas con un elevado IMC previo al embarazo y exceso de ganancia de peso durante el embarazo actual, tienen 2,5 veces más probabilidades de presentar complicaciones del embarazo que la población general. Un 24% de todas las pacientes con obesidad, presenta complicaciones del embarazo (parto prematuro-diabetes gestacional o hipertensión arterial) y un 31% de los recién nacidos grandes para edad gestacional pueden ser atribuidos al sobrepeso u obesidad en la madre.

En comparación con personas embarazadas de un peso adecuado, las personas con obesidad tienen una mayor frecuencia de pre-eclampsia (aumento 3-10 veces), diabetes gestacional (aumento 4-9 veces, y aumenta, proporcionalmente, según la magnitud del exceso de peso corporal), tromboembolismo venoso (aumento 1,5-5 veces) y apnea obstructiva del sueño. Además, existe un mayor riesgo de prematuridad médica (1,9-2.7 veces originada por la existencia de complicaciones maternas y fetales que obligan a la interrupción anticipada de la gestación), y de prematuridad espontánea, de rotura prematura de membranas, de una operación cesárea por falla en la progresión del trabajo de parto, de complicaciones propias del parto como ruptura o dehiscencia de una cicatriz de cesárea previa, hemorragia uterina en el post parto y de endometritis puerperal (un tipo de infección uterina).

Desde un punto de vista de la salud mental, también existe un mayor riesgo de depresión durante el período de embarazo y durante el post parto, que además, ha sido vinculada con un retardo en el inicio y duración de la lactancia materna.

Desde el punto de vista embrionario-fetal, existe una mayor frecuencia de aborto espontáneo y recurrente (1,5-3,5 veces), junto a un aumento en la frecuencia de muerte fetal ante parto (1,3-1,9 veces y que sube, proporcionalmente, con el aumento en el grado de exceso de peso). En poblaciones de extremo aumento de peso, como aquellos con un IMC sobre 50, existe un aumento aún mayor en la frecuencia de muerte fetal al término de la gestación (entre 6-13 veces).

Adicionalmente, existe un mayor riesgo de anormalidades estructurales fetales, las más frecuentes son espina bífida (2 veces) defectos tubo neural (1,8 veces), pero también existe un discreto aumento de anomalías cardiovasculares, orofaciales y de extremidades, entre otras.

Respecto de los hijos de madres con obesidad, ellos presentan mayor riesgo de macrosomía (2 veces) y de anormalidades en el crecimiento, posiblemente relacionado con un aumento en el tejido adiposo neonatal. Esto condiciona un mayor riesgo de síndrome metabólico y obesidad infantil. Estos riesgos se mantienen incluso, ajustando la frecuencia de diabetes gestacional en la madre.

Si bien es difícil diferenciar la influencia de factores pre y post natales, incluyendo el entorno familiar, diferentes reportes han vinculado la presencia de obesidad en la madre con dificultades en el neuro-desarrollo, como desórdenes del espectro autista, retardo en el desarrollo infantil, y desórdenes relacionados con déficit de la atención/hiperactividad.

Esto revela el profundo impacto de la obesidad sobre la madre embarazada y su hijo por nacer, que puede tener consecuencias durante varios años. La causa precisa del impacto de largo plazo de la obesidad sobre su hijo, no está completamente establecida, pero dado que la obesidad es el resultado de una interacción entre genética, ambiente e influencias socioeconómicas, ha sido planteado que guarda relación con las modificaciones epigenéticas, cambios en la microbiota digestiva o el aumento de mediadores inflamatorios (observados en diferentes estudios) sobre el feto en formación.

Recientemente, se ha reportado evidencia epidemiológica y experimental indicando que factores de riesgo, de origen paterno, como la presencia de obesidad, diabetes mellitus, hábitos nutricionales inadecuados, son transferidos a los espermatozoides y están asociados con efectos adversos de tipo metabólico y de salud cardiovascular en el hijo (a) lo que plantea la necesidad de que el control preconcepcional no solo considere a la madre, sino que además, sea extendido al padre.

Intervenciones en el embarazo para reducir el impacto de la obesidad sobre la madre y su hijo

Pre-embarazo

La dieta predominante, en diversos países con alta frecuencia de personas con obesidad, contiene un exceso de azúcares, calorías y grasas. Además, son a menudo deficientes en minerales de importancia para el embarazo, como el Acido Fólico, Magnesio, Yodo, Calcio y Vitamina D. En el Reino Unido y Australia, 9 de cada 10 mujeres en edad fértil, no consumen las 5 porciones diarias de verduras y frutas recomendadas por las guías internacionales. No existen hoy disponibles estudios randomizados y controlados de reducción de peso corporal previo al embarazo en mujeres fértiles. La mayoría de la literatura, se enfoca en la reducción de la frecuencia de aborto o en la mejoría de la fertilidad. Las guías del sistema de salud inglés (NICE) recomiendan que las mujeres con IMC mayor de 25, bajen de peso antes de quedar embarazadas. Un estudio poblacional en Canadá, que incluyó 226.958 embarazos únicos, demostró que una baja de peso del 10%, previo a la concepción, se asoció a una reducción significativa del riesgo de pre-eclampsia, parto prematuro, diabetes gestacional, macrosomía y muerte neonatal. Adicionalmente, el aumento significativo de la actividad física (caminata rápida, 4 hr o más a la semana), previa a la concepción, también ha demostrado reducir el riesgo de pre-eclampsia y diabetes gestacional.

Embarazo

Hasta ahora, los estudios aleatorizados y controlados (Estudios *LIMIT* y *UPBEAT*), que persiguen limitar el aumento de peso durante el embarazo (con una intervención dietaria y de estilo de vida que incluyó la actividad física) y relacionarlo con una mejoría en resultados perinatales específicos (maternos y fetales), no han evidenciado un efecto significativo de las intervenciones sobre la frecuencia de enfermedades propias del embarazo, el parto o sobre los recién nacidos, con un seguimiento de hasta los 3-5 años de vida. Esto podría explicarse por el hecho que: (1) los resultados perinatales propuestos son, en esencia, multifactoriales y/o se establecen en forma temprana en el embarazo o incluso, en forma preconcepcional y no logran ser revertidos con las intervenciones propuestas, (2) que el objetivo logrado en reducción de aumento de peso haya sido insuficiente o bien que, (3) hayan subestimado el número de personas a incluir en dichas intervenciones. Adicionalmente, la dificultad en la inclusión de las participantes en forma temprana en la gestación y en lograr su adherencia al protocolo, (lo que ha sido reportado en ambos estudios) son también aspectos que podrían explicar los resultados observados.

Recientemente, ha sido reportado que en embarazadas con sobrepeso y obesidad, la adición de Metformina o Placebo (desde las 16-29 semanas de gestación con el propósito de intensificar el control glicémico y los niveles de insulina post prandiales) junto con la intervención nutricional y de estilo de vida, no evidenciaron una mejoría en los resultados de los embarazos o partos en una cohorte de Australia, reforzando el origen multifactorial y tal vez temprano de los resultados estudiados. En resumen, estos resultados sugieren que un enfoque preconcepcional es clave en la optimización reproductiva de las personas con obesidad que desean un embarazo.

No obstante estos resultados, la reducción del aumento excesivo de peso en el embarazo, podría evitar que las mujeres retengan un mayor peso en el período post parto, reduciendo el riesgo de sobrepeso u obesidad en el siguiente embarazo lo que ha sido sugerido como un primer paso en la optimización de la salud reproductiva en estas personas.

Post parto

Es el momento para tratar la obesidad utilizando todas las herramientas disponibles mencionadas en capítulos anteriores (dieta, ejercicio, terapia conductual, fármacos e incluso, cirugía bariátrica si el caso lo amerita) y así prevenir el exceso de peso en un siguiente embarazo. El empleo de herramientas informáticas a distancia (clases semanales en sitio web, diario electrónico, videos educativos, mensajes de texto) y sesiones grupales, ha evidenciado en algunas poblaciones, una mejoría en los resultados de baja de peso.

Respecto de la cirugía bariátrica, es de ayuda para reducir el peso corporal previo al siguiente embarazo o previo al primer embarazo, en quienes no han tenido hijos. En las pacientes que se embarazan luego de una cirugía bariátrica, se ha evidenciado una reducción del riesgo de diabetes gestacional e hipertensión gestacional en la madre y en la frecuencia de un recién nacido grande para la edad gestacional, entre otros. Se recomienda diferir el embarazo hasta que la baja de peso se estabilice, en general, no antes de 12 meses para además, dar tiempo a que la mujer logre su máxima baja de peso. Dado que la reducción de peso favorece la ovulación, es importante advertir la necesidad de un buen método anticonceptivo hasta que se logre la meta de baja de peso planificada con el equipo médico.

Es importante considerar el tipo de cirugía bariátrica realizada. Un reciente meta-análisis, que incluyo más de 15.000 pacientes sometidas a cirugía bariátrica y 4 millones de pacientes en el grupo control, evidenció que las pacientes sometidas a cirugía bariátrica –sobre todo aquellas que reducen la absorción– cuando se embarazan, presentan un aumento del riesgo de algunos resultados perinatales adversos, 1,4 veces mayor mortalidad perinatal, 1,3 veces mayor frecuencia de anomalías congénitas, 1,6 veces mayor riesgo de parto prematuro. Adicionalmente la frecuencia de recién nacidos pequeños para la edad gestacional aumento en 2,7 veces.

Esto está relacionado, probablemente, a un déficit de micronutrientes (vitaminas y minerales), por lo que el embarazo de una mujer que ha sido sometida a cirugía bariátrica, debe recibir una suplementación adecuada que incluya Acido Fólico, Vitamina D, B12, Fierro, Zinc y Calcio, entre otros.

Además, en estas pacientes, durante el embarazo, el test de tolerancia a la glucosa, que habitualmente se realiza entre las 24 y 28 semanas de gestación para diagnosticar diabetes gestacional, presenta dificultades por la mala tolerancia gástrica a la carga de glucosa. Por tal motivo, la aproximación al diagnóstico de diabetes gestacional presenta modificaciones. Antes del embarazo, y en el primer trimestre del embarazo, debe realizarse la evaluación de la glicemia en ayunas y niveles de hemoglobina glicosilada (HbA1c). Si los valores son normales (glicemia 100 mg/dl y HbA1c <6,0), durante el segundo trimestre (24-28 semanas), el diagnóstico de diabetes gestacional se realiza mediante la determinación de la glicemia capilar en ayuno y post-prandiales durante una semana o bien, mediante el uso de un monitoreo continuo transdérmico. Los puntos de corte son niveles de glicemia capilar mayor a 100 mg/dL en ayuna o más de 140 después de las comidas. Si se realiza el diagnóstico de diabetes gestacional, debe procederse conforme a las guías habituales.

Manejo reproductivo en pacientes con obesidad

Desde hace algunos años, el Colegio Americano de Ginecología y Obstetricia (ACOG), varias sociedades europeas, de Oceanía y más recientemente, la Federación Internacional de Ginecología y Obstetricia (FIGO), ha entregado su pauta de manejo para la obesidad en el período pre-embarazo, embarazo y post parto. Los aspectos mas relevantes de esas recomendaciones se resumen a continuación.

Pre – Embarazo

En este período, es fundamental la educación respecto de las implicancias de la obesidad sobre la fertilidad, el embarazo, parto y el pronóstico en el largo plazo, para ella y sus hijos. Idealmente, establecer programas de reducción de peso y un estilo de vida saludable que incluyan dieta y actividad física. Si es necesario, promover intervenciones que consideren la cirugía bariátrica. Evaluar condiciones médicas que pudiesen afectar curso de la gestación como apnea del sueño y condiciones cardíacas, pulmonares, renales y endocrinas. Considerar la suplementación, entre 1 a 3 meses previo al embarazo, con Acido Fólico en dosis de al menos 0,4 mg al día (idealmente 5 mg) para reducir el riesgo de malformaciones del tubo neural. Si hubo una cirugía bariátrica previa, considerar el aporte más amplio de vitaminas y oligoelementos específicos.

Embarazo

La elección de un equipo médico con experiencia, así como un centro de atención que tenga el equipamiento adecuado, sobre todo en infraestructura de pabellones para atención de parto, es clave. Es importante la información y control para una ganancia de peso adecuada durante la gestación, sobre todo en el grupo con IMC > 30. Debe recomendarse un plan de dieta, estilo de vida y actividad física. Aquellas personas con una cirugía bariátrica previa, y aquellas que limitan la absorción, deben tener una asesoría nutricional con suplementación de vitaminas y oligoelementos durante todo el embarazo.

Es importante informar que las pacientes con obesidad, sobre todo aquellas con IMC sobre 35, tienen más riesgo de vivir dificultades al momento del parto y existe una mayor probabilidad de un parto operatorio o de una operación cesárea para reducir las complicaciones.

Durante el embarazo, debe realizarse una evaluación temprana de diabetes gestacional, además deben valorarse factores de riesgo de preeclamsia para iniciar, tempranamente, terapia con aspirina en aquellas que tengan factores de riesgo adicionales, evaluados en el ultrasonido de 11-14 semanas. Adicionalmente, se deben considerar factores de riesgo de enfermedad tromboembólica para iniciar una terapia anticoagulante en las dosis adecuadas durante el embarazo.

Otro aspecto relevante, está relacionado con la salud mental. Frecuentemente, estas personas sufren ansiedad y depresión, que a veces requiere de apoyo profesional.

Desde el punto de vista fetal, la evaluación del riesgo de anormalidades cromosómicas en el embrión, utilizando sangre materna para analizar el acido desoxirribonucleico (ADN) fetal libre desde las 10 semanas, puede ser menos efectiva en pacientes con obesidad (dada una menor fracción porcentual de ADN fetal en la circulación materna) por lo que se recomienda diferir este examen hasta después de 15 semanas.

Durante el embarazo, debe realizarse una evaluación anatómica detallada utilizando ultrasonido. Ocasionalmente, puede ser necesario el empleo de resonancia nuclear magnética fetal. Más tardíamente, realizar una evaluación seriada del crecimiento fetal y vigilancia del bienestar fetal (recuento movimientos y ultrasonido) a partir de las 30 semanas de embarazo, dado el mayor riesgo de muerte fetal.

Parto

Es conveniente una evaluación pre-anestésica/quirúrgica, previo al parto, para definir el tipo de implementación que se requerirá, el tipo de analgesia, necesidad de vías venosas adicionales y la forma de monitorización intraparto que será necesaria.

Se requerirán antibióticos profilácticos al momento del parto, los que pueden ser indicados en dosis mayores a las convencionales. En el trabajo de parto (y sobre todo, en caso de una operación cesárea) implementar métodos mecánicos de trombo profilaxis si el IMC es > de 35. El tercer período del parto, debe ser activamente vigilado con medidas de prevención para reducir el riesgo de una hemorragia.

Post parto

La trombo profilaxis farmacológica debe iniciarse en el período post parto precoz junto con la movilización temprana. En este período, es importante el soporte y estímulo de una lactancia adecuada, que con frecuencia es de un inicio tórpido. A aquellas pacientes con diabetes gestacional y otras complicaciones médicas, debe proporcionarles un cuidado especial, en particular a aquellas con dificul-tades de salud mental, dado que requerirán un especial soporte en este período.

Dependiendo de su IMC, durante este período, debe evaluarse el mejor método de contracepción. En general, si bien algunos contraceptivos con estrógenos por vía oral pueden aumentar el riesgo de enfermedad tromboembólica y alza de peso corporal, la mayoría de ellos puede ser utilizado de forma segura. Por tal motivo, puede favorecerse el uso de métodos de acción prolongada y reversible (dispositivo intrauterino o implante subdérmico) o aquellos con progestinas solas en los lugares donde estén disponibles.

Es relevante considerar que la reducción de peso, antes de un nuevo embarazo, puede reducir en forma importante los riesgos de muerte fetal, enfermedad hipertensiva y macrosomía fetal en los siguientes embarazos.

Tabla 1. *Encuesta alimentaria abreviada:*

	CALIDAD DE ALIMENTACIÓN		
INGESTA SEMANAL DE:	**BUENA**	**REGULAR**	**MALA**
Comida rápida	< de 1 vez	1 a 3 veces	≥ 4 veces
Porciones de Frutas	> de 14	7 a 14	< de 7
Porciones de Verduras	> de 21	7 a 14	< de 7
Porciones de Pescados	> de 2 veces	1 a 2	< de 1
Porciones de Legumbres	> de 2 veces	1 a 2	< de 1
Mantequilla, mayonesa, carnes, grasas	Muy poco	Algunas veces	Casi a diario

Adaptado de Uptodate (*www.uptodate.com/Nutrition in pregnancy*, Christine D Garner June 2019). Se pregunta por la ingesta de los últimos meses, lo ideal es que la mujer cumpla con lo indicado en la columna de la izquierda (buena calidad de la alimentación). Buena ingesta de fruta equivale a 2 porciones diarias y 3 porciones diarias de verduras).

En resumen, en las embarazadas, el sobrepeso y obesidad, impone un desafío al cuerpo de la mujer y su bebé. Solo un control médico cercano y riguroso, idealmente preconcepcional y durante el período de embarazo y post parto, podrá reducir los riesgos de un impacto adverso de corto y largo plazo sobre la salud de la madre y su hijo. Debemos no solo enfocarnos en educar a las mujeres en edad fértil sobre los riesgos de la obesidad en la salud, sino que también avanzar en la promoción de políticas de salud que apoyen los tratamientos para bajar de peso y políticas públicas innovadoras que busquen controlar el ambiente obesogénico actual y así, evitar que en futuras generaciones, se siga preservando el circulo vicioso de las enfermedades crónicas no transmisibles.

Glosario

- **Cirugía bariátrica:** tratamiento quirúrgico para bajar de peso, las más frecuentes son *bypass* gástrico (RYGBP) y gastrectomía tubular (*Sleeve Gastrectomy*).

- **Macrosomía:** recién nacido de más de 4500 g de peso.

- **Parto prematuro:** parto antes de las 37 semanas de edad gestacional.

- **Preeclampsia:** cuadro hipertensivo específico del embarazo caracterizado por un aumento de la presión arterial, edema y pérdida de proteína por la orina.

- **Restricción del crecimiento fetal:** se refiere a un feto o recién nacido cuyo peso es menor al percentil 10 de la curva para esa edad gestacional o post natal.

Referencias

1. Poston L, Caleyachetty R, Cnattingius S, et al. Preconceptional and maternal obesity: epidemiology and health consequences. Lancet Diabetes Endocrinol. 2016 Dec;4(12):1025-1036. doi: 10.1016/S2213-8587(16)30217-0. Epub 2016 Oct 12. PMID: 27743975.

2. Champion ML, Harper LM. Gestational Weight Gain: Update on Outcomes and Interventions. Curr Diab Rep. 2020 Feb 27;20(3):11. doi: 10.1007/s11892-020-1296-1. PMID: 32108283.

3. Mutsaerts MA, van Oers AM, Groen H, et al. Randomized Trial of a Lifestyle Program in Obese Infertile Women. N Engl J Med. 2016 May 19;374(20):1942-53. doi: 10.1056/NEJMoa1505297. Erratum in: N Engl J Med. 2018 Jun 28;378(26):2546. Erratum in: N Engl J Med. 2018 Jun 28;378(26):2546. PMID: 27192672.

4. ACOG Practice Bulletin No. 156: Obesity in Pregnancy. Obstet Gynecol. 2015 Dec;126(6):e112-e126. doi: 10.1097/AOG.0000000000001211. Erratum in: Obstet Gynecol. 2016 Dec;128(6):1450. PMID: 26595582.

5. Moholdt T, Hawley JA. Maternal Lifestyle Interventions: Targeting Preconception Health. Trends Endocrinol Metab. 2020 Aug;31(8):561-569. doi: 10.1016/j.tem.2020.03.002. Epub 2020 Apr 10. PMID: 32284283.

6. Eberle C, Kirchner MF, Herden R, Stichling S. Paternal metabolic and cardiovascular programming of their offspring: A systematic scoping review. PLoS One. 2020 Dec 31;15(12):e0244826. doi: 10.1371/journal.pone.0244826. PMID: 33382823.

7. Dodd JM, Cramp C, Sui Z, et al. LIMIT Randomised Trial Group. The effects of antenatal dietary and lifestyle advice for women who are overweight or obese on maternal diet and physical activity: the LIMIT randomised trial. BMC Med. 2014 Oct 13;12:161. doi: 10.1186/s12916-014-0161-y. PMID: 25315237; PMCID: PMC4194375.

8. Poston L, Bell R, Croker H, et al. UPBEAT Trial Consortium. Effect of a behavioural intervention in obese pregnant women (the UPBEAT study): a multicentre, randomised controlled trial. Lancet Diabetes Endocrinol. 2015 Oct;3(10):767-77. doi: 10.1016/S2213-8587(15)00227-2. Epub 2015 Jul 9. PMID: 26165396.

9. Dodd JM, Deussen AR, Louise J. Effects of an antenatal dietary intervention in women with obesity or overweight on child outcomes at 3-5 years of age: LIMIT randomised trial follow-up. Int J Obes (Lond). 2020 Jul;44(7):1531-1535. doi: 10.1038/s41366-020-0560-4. Epub 2020 Mar 17. PMID: 32203109.

10. Dalrymple KV, Tydeman FAS, Taylor PD, et al. UPBEAT consortium. Adiposity and cardiovascular outcomes in

three-year-old children of participants in UPBEAT, an RCT of a complex intervention in pregnant women with obesity. Pediatr Obes. 2020 Sep 11:e12725. doi: 10.1111/ijpo.12725. Epub ahead of print. PMID: 32914569.

11. Shawe J, Ceulemans D, Akhter Z, et al. Pregnancy after bariatric surgery: Consensus recommendations for periconception, antenatal and postnatal care. Obes Rev. 2019 Nov;20(11):1507-1522. doi: 10.1111/obr.12927. Epub 2019 Aug 16. PMID: 31419378; PMCID: PMC6852078.

12. Akhter Z, Rankin J, Ceulemans D, et al. Pregnancy after bariatric surgery and adverse perinatal outcomes: A systematic review and meta-analysis. PLoS Med. 2019 Aug 6;16(8):e1002866. doi: 10.1371/journal.pmed.1002866. PMID: 31386658; PMCID: PMC6684044.

13. McAuliffe FM, Killeen SL, Jacob CM, et al. Management of prepregnancy, pregnancy, and postpartum obesity from the FIGO Pregnancy and Non-Communicable Diseases Committee: A FIGO (International Federation of Gynecology and Obstetrics) guideline. Int J Gynaecol Obstet. 2020 Sep;151 Suppl 1(Suppl 1):16-36. doi: 10.1002/ijgo.13334. PMID: 32894590; PMCID: PMC7590083.

10 Políticas de prevención de la obesidad: avances y brechas

T. Alafia Samuels
Profesor Honorario, Caribbean Institute for Health Research, University of the West Indies, Mona Kingston, Jamaica.

Daniela Godoy
Master de Políticas Públicas, Universidad de Chile.
Master de Salud Pública, Universidad de Nueva York.
Santiago, Chile.

La obesidad: un problema multifactorial

El aumento de la obesidad en todo el mundo es uno de los problemas de salud pública más importantes del siglo XXI. Se trata de un problema multifactorial y global con enormes costos sanitarios, económicos y sociales. El número estimado de adultos con obesidad aumentó de 100 millones en 1975 a 671 millones en 2016, y la obesidad en niños de entre 5 y 19 años, se multiplicó por diez en el mismo período, pasando de 11 millones en 1975 a 124 millones en 2016.

La obesidad es un importante factor de riesgo de muchas enfermedades no transmisibles, como las enfermedades cardíacas, la diabetes y numerosos tipos de cáncer, que a su vez, se asocian con una mortalidad prematura y una mayor morbilidad. La obesidad también tiene un efecto negativo en la calidad de vida, con 4.000 años de vida ajustados por discapacidad (AVAD) por cada 100.000 habitantes al año en los países de la Organización para la Cooperación y el Desarrollo Económicos (OCDE).

Los determinantes sociales de la salud, desempeñan un papel fundamental en el estado nutricional de las personas. Las tasas más altas de obesidad se asocian con los menores ingresos de los hogares en varios países. Además, varían en función del género y el lugar de residencia (urbano o rural), lo que indica la necesidad de adoptar soluciones inclusivas para luchar contra el aumento de la obesidad.

La obesidad tiene importantes costos económicos y sociales. En 2014, el impacto mundial de la obesidad, a nivel económico, se estimó en aproximadamente 2 billones de dólares, el equivalente al 2,8% del Producto Bruto Interno (PIB) mundial. Un informe del Banco Mundial indica que la obesidad se relaciona con costos de atención médica más elevados, un aumento de la discapacidad y una reducción de la esperanza de vida y la productividad. La OCDE, por su parte, señala que la obesidad se relaciona con peores resultados académicos en los niños y menor productividad en los adultos, así como con una reducción de la esperanza de vida en toda la población.

Es por esto que, las políticas sobre la obesidad, dirigidas a la prevención y el tratamiento, son de suma importancia, tanto para reducir como para mantener las tasas de obesidad. Ningún país ha logrado disminuir la obesidad con las políticas implementadas, por lo que es relevante poder identificar aquellas que han tenido efectos en mejorar la dieta de las personas, aumentar la actividad física u otros factores protectores de la malnutrición por exceso. Algunas de las preguntas que podemos plantearnos son: ¿qué funciona? y ¿qué falta?. En este capítulo del libro, trataremos de presentar un marco para las acciones políticas e identificar las brechas a la hora de abordar la obesidad.

Características de las políticas públicas de prevención y tratamiento de la obesidad

La obesidad es multifactorial y, por lo tanto, requiere intervenciones, enfoques y medidas de política pública en las que participen distintos actores del sector público y diferentes sectores de toda la sociedad, con el fin de prevenir y controlar la obesidad. La prevención requiere medidas dirigidas a la transformación de los sistemas alimentarios y para modificar las cadenas de suministro, los entornos y los comportamientos alimentarios, así como aumentar la actividad física y tener en cuenta los componentes de la salud mental.

La prevención y el tratamiento de la obesidad requieren enfoques preliminares para crear entornos más saludables, enfoques intermedios que influyan en los comportamientos alimentarios y la actividad física, y enfoques posteriores para desarrollar intervenciones clínicas.

En la siguiente Tabla, se muestran diferentes tipos de políticas, acciones, resultados y consecuencias esperadas, que se basan en la evidencia (Ibid) y que pueden llevarse a cabo para prevenir y tratar la obesidad.

Tabla 1. *Marco de las políticas sobre la obesidad*

ACCIONES	MEDIDAS POLÍTICAS (RESULTADOS)	RESULTADOS	CONSECUENCIAS
Liderazgo del Poder Ejecutivo	Políticas fiscales (impuestos, subsidios, créditos e incentivos económicos que influyen en el sistema alimentario y la infraestructura de actividad física)	Mejoras en el entorno físico y alimentario	Dietas más saludables y mayores niveles de actividad física
Proceso legislativo	Leyes y normativas alimentarias	Cambios en comportamientos alimentarios	Dietas más saludables
	Leyes y normativas para la promoción de la actividad física	Cambio en actividad física	Mayores niveles de actividad física
Sociedad civil, gobiernos locales y sector privado	Infraestructura	Entorno físico	Mayores niveles de actividad física
Escuelas y familias	Programas de educación física y de educación alimentaria y nutricional	Cambios en comportamiento alimentario y actividad física	Dietas más saludables, mayores niveles de actividad física y mejor salud mental

Profesionales de la salud	Prestación de servicios médicos e intervenciones clínicas	Salud individual	Recomendaciones individuales sobre dietas saludables y actividad física
Participación ciudadana	Programas comunitarios	Cambio en comportamientos alimentario y actividad física	Dietas más saludables y mayores niveles de actividad física
Enfoque de curso de la vida	Programas diversificados y adecuados para la edad	Cambio en comportamientos alimentario y actividad física	Dietas más saludables y mayores niveles de actividad física

Fuente: Basado en el Marco de políticas sobre la obesidad de la OMS 2006, y en *Stepping action on childhood obesity* 2020 de la Federación Mundial de la Obesidad.

Los enfoques para el diseño de políticas públicas son numerosos y complementarios. Un enfoque de equidad, por ejemplo, centra los esfuerzos y los recursos en los grupos de la población con mayor riesgo de padecer obesidad o con mayor probabilidad de desarrollarla. En este enfoque, se tienen en cuenta los determinantes sociales de la salud que influyen en la malnutrición en todas sus formas.

El enfoque de género, que se utiliza en una amplia gama de políticas sociales para mitigar las brechas de género en materia laboral y de ingresos, entre otros aspectos, también puede incorporarse a las políticas de prevención de la obesidad. En muchos países, las mujeres son más propensas a tener niveles más elevados de obesidad. Otras opciones son los enfoques basados en la población, incluidas las políticas fiscales para reducir el consumo de alimentos poco saludables o las normativas para crear entornos alimentarios más saludables, como los impuestos sobre las bebidas azucaradas y las leyes sobre el etiquetado de advertencias en la parte frontal del envase.

En un enfoque multisectorial, por su parte, se abordan políticas públicas integrales que diferentes agentes, de diversas disciplinas, ponen en práctica. Podemos ver un ejemplo en la iniciativa Jamaica Moves, patrocinada por el Ministerio de Salud y puesta en práctica en las escuelas por el Ministerio de Educación, así como en los lugares de trabajo, patrocinada por el sector privado «amigo» y en asociación con la sociedad civil y la Heart and Stroke Foundation de Jamaica. Por su parte, en Chile, con la Secretaría Elige Vivir Sano, un organismo público parte del Ministerio de Desarrollo Social y Familia se puede impulsar la puesta en marcha de políticas públicas para abordar la obesidad y las enfermedades no transmisibles, a través de iniciativas de prevención primaria. La Secretaría coordina un Sistema, que consiste en un modelo de políticas, planes y programas llevados a cabo por diferentes agentes gubernamentales y no gubernamentales para prevenir la obesidad y el sobrepeso.

Las políticas y los sistemas alimentarios deben facilitar el acceso a dietas saludables para prevenir y controlar la obesidad y las enfermedades relacionadas con la nutrición.

Políticas para la prevención y el tratamiento de la obesidad

La dieta de las personas está relacionada, directamente, con los sistemas alimentarios, lo que incluye la producción de alimentos, la cadena de suministro de alimentos, los entornos alimentarios y los comportamientos alimentarios. Es por esto que, las iniciativas para la prevención de la obesidad, pueden relacionarse con las políticas alimentarias y políticas dirigidas a aumentar la actividad física.

Políticas alimentarias

Las políticas alimentarias buscan generar un cambio en los patrones alimentarios de las personas, contribuyendo a su nutrición y salud. Por ello, en las políticas alimentarias, deben considerar un enfoque basado en los sistemas alimentarios, desde la oferta a la demanda, e incluir medidas para mejorar los diferentes agentes, elementos y actividades, cuyas interrelaciones hacen posible la producción, la transformación, la distribución y el consumo de productos alimentarios. Estas actividades y agentes influyen en los resultados nutricionales, ya que dependen de la disponibilidad de alimentos en la cantidad, diversidad y calidad nutricional que requiere la población.

La FAO sostiene que las políticas alimentarias pueden modificar los patrones dietarios de las personas, los cuales se vinculan a problemas de malnutrición, como la obesidad, y deben abarcar la cadena de suministro, los entornos alimentarios y los comportamientos alimentarios.

Buenas prácticas en la cadena de suministro

Las políticas públicas relativas a la cadena de suministro que pueden ayudar a prevenir la obesidad corresponden, principalmente, a iniciativas destinadas a mejorar la disponibilidad y el acceso físico y económico a alimentos saludables. Entre ellas se encuentran, por ejemplo, las compras públicas de alimentos locales, los circuitos cortos, los mercados de alimentos, entre otros.

Compras públicas de alimentos locales

Se trata de la compra de productos frescos y sanos directamente desde la Agricultura Familiar o los agricultores y agricultoras locales para programas alimentarios como los programas de alimentación escolar. La inclusión de alimentos saludables en los programas de alimentación escolar de Chile y Brasil, ha mejorado la disponibilidad de alimentos saludables para niños y adolescentes con altos niveles de vulnerabilidad. Sin embargo, este sistema se enfrenta a retos como lograr satisfacer la demanda de productos entregados a través de estos programas con la producción local.

Circuitos cortos y mercados de alimentos

Los circuitos cortos y los mercados de alimentos mejoran el acceso físico a los alimentos saludables. La venta de productos frescos directamente al consumidor, sin intermediarios, permite reducir los precios y mejorar la variedad y calidad nutricional de los alimentos a los que accede la población. Por ejemplo, las ferias libres o mercados minoristas en Chile, son espacios de venta de frutas, verduras y otros alimentos. Se ha comprobado que la introducción de puestos de productos agrícolas incrementa el consumo de frutas y verduras en las comunidades de ingresos bajos, lo que los convierte en un espacio eficaz para combatir la inseguridad alimentaria y los riesgos de malnutrición en todas sus formas.

Algunos avances que podrían fortalecer estos espacios de acceso a alimentos saludables son la formación en la gestión de residuos, los cambios en la infraestructura y la introducción de nuevos mercados locales. Por su parte, algunos de los desafíos incluyen garantizar el acceso físico de alimentos e incorporar la digitalización en su comercialización en todas las comunidades.

Buenas prácticas para mejorar los entornos alimentarios

Las políticas sobre entornos alimentarios pueden influir en la suma de los factores que afectan a los patrones alimentarios de las personas y, en consecuencia, a su estado nutricional; estas pueden incluir aspectos y condiciones políticos, económicos, físicos y socioculturales.

Las políticas públicas también son importantes para responder a los factores que influyen en la dieta, como la oferta de alimentos ultraprocesados y bebidas azucaradas que promueven dietas poco saludables en la población.

Lactancia materna

Se recomienda que, durante los primeros seis meses de vida, la alimentación consista exclusivamente en leche materna, ya que aporta beneficios para la salud de niños y niñas y sus madres. De acuerdo a OMS/OPS, los anticuerpos de la leche protegen al bebé de neumonía, diarrea, infecciones y otras enfermedades. OMS/OPS establecen que la lactancia materna, en la primera hora de vida, reduce el riesgo de morir el primer mes y puede reducir el riesgo de sobrepeso y obesidad infantil, lo que ayuda a combatir enfermedades crónicas graves asociadas a estas condiciones. Entre los beneficios para la madre se incluyen una recuperación más temprana del peso anterior al embarazo, favorecimiento de un mayor tiempo entre embarazos debido a la lactancia y amenorrea, y reducción del riesgo de cáncer de mama y ovario. Además, la lactancia materna no tiene costo monetario, y vincula a la madre y al bebé.

Si se cumplieran las tasas de lactancia materna recomendadas a nivel mundial, cada año se evitarían 823.000 muertes de

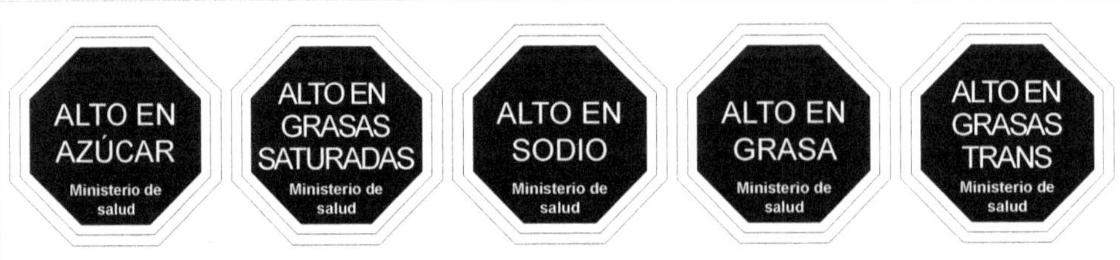

menores de 5 años y 20.000 muertes maternas por cáncer de mama. Sin embargo, los beneficios de la lactancia materna para los recién nacidos, puede verse afectada por la promoción de productos sucedáneos de leche materna. La Iniciativa Hospitales Amigos del Niño y de la Niña de OMS y UNICEF, los cuales apoyan la lactancia materna en los centros de salud por ejemplo, se ve obstaculizada constantemente por la promoción de estos productos.

Sistema de etiquetado de alimentos en la parte frontal del envase

Existen diversos sistemas de etiquetado de alimentos en la parte frontal que pretenden ayudar a las personas a identificar de manera rápida y sencilla los alimentos saludables o no saludables. Algunos, como la cerradura que se utiliza en los países nórdicos, destacan los productos más saludables y fomentan su consumo, mientras que otros, como los sellos negros de advertencia utilizados en los envases chilenos y mexicanos, indican a los consumidores qué alimentos contienen cantidades elevadas de nutrientes poco saludables, para que, de este modo, puedan reducir su consumo. Otras variantes, como el semáforo empleado en el Reino Unido, tratan de hacer ambas cosas con un sistema único.

Los sellos negros de advertencia en la parte frontal de los envases de alimentos que son alto en azúcares, calorías, sodio y grasas saturadas, aplicados en Chile, han mostrado ser eficaces para reducir el consumo de algunos productos con sellos de advertencia y para reformular varios grupos de alimentos y bebidas.

Este sistema de etiquetado, en la parte frontal, se está implementando en distintos países de América Latina y el Caribe, en los cuales se ha estado levantando evidencia. En el Apéndice 1, se incluye un breve análisis comparativo de dos casos sobre los sistemas de etiquetado en la parte frontal del envase en Latinoamérica.

Es muy importante seguir desarrollando evidencia en otros países y analizar su efecto en la obesidad. Además, aunque algunos sectores de la industria alimentaria, que producen alimentos ultraprocesados y bebidas azucaradas, han reformulado sus productos y cuentan con un estudio que muestra que, en el caso de Chile, no ha tenido impactos negativos en el empleo, los salarios y producción de las empresas, aún existen cuestionamientos de la industria para aplicar estas políticas en algunos países.

Restricción de la publicidad de alimentos no saludables dirigida a los niños y niñas

En estudios se ha demostrado que la promoción de alimentos poco saludables dirigida a los niños y niñas, influye significativamente en sus patrones de consumo, sus preferencias y una mayor ingesta de alimentos poco saludables durante el resto de su vida. Ver la televisión con anuncios constantes de alimentos poco saludables, se ha asociado con una mayor frecuencia de las comidas, mayor consumo de comida rápida y bocadillos, aumento de la ingesta de grasas en la dieta, así como menor ingesta de frutas y verduras.

La comercialización y promoción de alimentos ultraprocesados dirigida a los niños y niñas, reduce las posibilidades de adoptar una dietas saludables. Estos alimentos ultraprocesados suelen tener un alto contenido energético, una elevada carga glicémica, son bajos en fibra dietética y micronutrientes, y tienen un alto contenido en tipos de grasas dietéticas poco saludables, azúcares libres y sodio.

La OMS recomienda la adopción de políticas que reduzcan la exposición de los niños a la publicidad de alimentos con alto contenido en azúcares libres, sal, grasas saturadas o ácidos grasos trans. También, establece que entornos como escuelas, guarderías, parques infantiles y otros lugares, donde se reúnen los niños, estén libres de cualquier forma de publicidad alimentaria.

Es por esto que, junto con ser muy relevante el rol del sector público, lo es el de la industria alimentaria. Una industria que contribuye a la aplicación de políticas alimentarias, la reformulación de alimentos ultraprocesados y la disminución del marketing dirigido a niños y niñas, en entornos escolares, comunitarios y deportivos, puede contribuir a la salud de la población.

La Alianza Internacional de Alimentos y Bebidas (IFBA), formada por 11 de las mayores empresas de la industria alimentaria, se fundó en 2008 para impulsar el compromiso de la industria de los alimentos y las bebidas con una mejor reformulación de los alimentos y la reducción de las ventas de alimentos y bebidas poco saludables. La IFBA se comprometió a dejar de promocionar productos con alto contenido en azúcares, sal y grasas en televisión, redes sociales, cines y otros medios. Uno de los retos más importantes es el seguimiento del cumplimiento de estos compromisos, ya que una evaluación mostró reducidos avances en su aplicación.

La implementación de estas medidas no ha estado exenta de dificultades. La comida rápida, continúa siendo ofrecida en las escuelas y en lugares donde se realizan actividades deportivas, y la publicidad digital sigue sin estar regulada, en gran medida.

Políticas a favor de entornos escolares saludables

Ya que los niños pasan una parte importante de su día en las escuelas, el entorno escolar constituye una buena oportunidad de fomentar la alimentación saludable y la actividad física. Se ha demostrado que las intervenciones, en los entornos escolares, aumentan la ingesta de frutas y verduras, disminuyen el consumo de bebidas azucaradas y colaciones poco saludables. Por ejemplo, se han observado asociaciones significativas entre la oferta de frutas y verduras en las escuelas y las probabilidades de sobrepeso y obesidad en los estudiantes de secundaria.

Por ejemplo, la ley chilena que prohíbe las ventas de alimentos con alto contenido de calorías, azúcar y grasas saturadas, y bebidas con alto contenido de azúcar en las escuelas, redujo la disponibilidad de estos productos en los quioscos escolares.

Es probable que una combinación de programas complementarios sea más eficaz que las iniciativas individuales. Sin embargo, siguen existiendo obstáculos. Los buenos hábitos alimentarios y el ejercicio físico que se promueven en las escuelas, como por ejemplo, a través de los programas de alimentación escolar o de educación alimentaria y nutricional, no siempre se pueden mantener en el hogar. Incluso si las comidas escolares son saludables, otro posible obstáculo es que no siempre las consumen todos los alumnos, por falta de aceptabilidad o porque traen su propia comida de casa. Sin duda, uno de los mayores obstáculos para mantener comportamientos saludables fue el confinamiento y el cierre de las escuelas durante la pandemia de COVID.

Programas para incrementar la ingesta de agua potable en lugar de bebidas azucaradas

El consumo de agua es esencial para la vida y se asocia con la pérdida de peso corporal, pero los niveles de consumo están muy por debajo de las cantidades recomendadas en muchos países. Las intervenciones para contrarrestar esta tendencia y fomentar el consumo de agua pueden incluir la instalación de fuentes de agua, el suministro de vasos para beber agua en los centros educativos y la distribución de botellas reutilizables. Entre los desafíos, se incluyen una fuerte preferencia por las bebidas azucaradas por encima del agua, debido en parte a la disponibilidad y promoción de las primeras, así como a la falta de una infraestructura adecuada de agua potable.

Comportamientos alimentarios

Los patrones alimentarios son el resultado de la interacción de los diversos elementos que determinan qué, cuándo y cómo se come. Existe una gran variedad de factores psicológicos, sociales y fisiológicos, entre otros, que influyen en la ingesta de alimentos . De ahí que se necesite un conjunto de soluciones asociadas a los sistemas y entornos alimentarios para cambiar estas conductas. Este conjunto de soluciones, requiere medidas estructurales, políticas fiscales para reducir el precio de los alimentos saludables o bien aumentar el precio de alimentos no saludables, guías alimentarias basadas en alimentos y educación alimentaria y nutricional.

Subsidios sobre alimentos saludables

Una revisión sistemática realizada por Powell, sobre la relación entre los precios de los alimentos, la demanda y el peso corporal, indica que bajar los precios de los alimentos saludables como las frutas y las verduras y ofrecer subvenciones para su compra, se asocian con un mayor consumo de alimentos saludables y un menor peso corporal. El efecto de los precios se observa, especialmente en personas de bajo nivel socioeconómico, y en niños y adolescentes.

Impuestos sobre las bebidas azucaradas

El consumo de bebidas azucaradas se asocia con el aumento de peso, la diabetes y numerosas otras enfermedade. Existe evidencia que demuestra la eficacia de los impuestos sobre las bebidas azucaradas para reducir la compra y la ingesta de estos productos. Chile y México ya muestran avances en su implementación y evaluación, mientras que en las Bermudas, por ejemplo, se ha introducido alto impuesto sobre el azúcar añadido. En el Apéndice 2, se incluye un breve análisis comparativo de los casos de Chile y México.

A pesar de su potencial, los impuestos pueden ser difíciles de poner en práctica a nivel político y económico.

Educación alimentaria y nutricional

La educación es un factor importante para garantizar que los consumidores sean capaces de distinguir entre alimentos saludables y no saludables. Esta educación, puede tener lugar dentro y fuera de las aulas y estar dirigida, tanto a niños y niñas como a adultos.

Estudios de revisión sistemática y meta-análisis muestran cómo la educación alimentaria y nutricional contribuye al conocimiento y hábitos alimentarios de niños y niñas, reduciendo la ingesta de energía y aumentando el consumo de frutas y verduras. Uno de los mayores desafíos es complementar estas medidas con otras políticas para mejorar el entorno alimentario a nivel escolar.

Campañas de comunicación social

Las campañas de comunicación son otra acción utilizada para la prevención de la obesidad. La OCDE estima que, por cada dólar invertido en campañas en los medios de comunicación sobre la obesidad, se obtiene un retorno de hasta cuatro dólares.

Estas campañas deben aplicarse junto a otras medidas. Uno de los inconvenientes de las campañas de comunicación es que, a veces, son puntuales y de duración limitada y también puede ser difícil medir sus efectos a nivel poblacional.

Guías Alimentarias Basadas en Alimentos (GABAS)

GABAS son un conjunto de directrices y recomendaciones alimentarias, a menudo nacionales, que buscan promover patrones de alimentación saludables e iniciativas que las apoyen. Suelen poner énfasis en el consumo de una variedad de frutas, verduras y legumbres, así como una ingesta limitada de azúcares, grasas saturadas y sodio. Las GABAS están disponibles en 90 países a nivel global.

Uno de los principales desafíos de estas guías, consiste en incluir un enfoque de sistema alimentario sostenible, aumentar su atención a factores socioculturales, y contar con un plan de implementación y evaluación que asegure su aplicación en los programas alimentarios, y que considere, la disponibilidad y el acceso físico y económico a alimentos saludables en los grupos más vulnerables.

Políticas de promoción de la actividad física

Cuando la actividad física se practica en el nivel recomendado, ayuda a proteger la salud. En 2013, la inactividad física les costó 53.800 millones de dólares a los sistemas de salud. Esto indica que las políticas de fomento de la actividad física podrían ser una solución económica a los problemas de salud generados por los estilos de vida actuales.

Existe una gran variedad de enfoques y estrategias de acción para ayudar a la población a realizar actividad física, dirigidos a nivel individual, comunitario, político y del entorno. Podemos destacar los siguientes:

Recomendaciones de actividad física

El Plan de acción mundial de la OMS sobre actividad física 2018-2030 tiene como objetivo la reducción de la inactividad física en un 15% para 2030, y contiene 20 acciones e intervenciones políticas vitalicias recomendadas para los formuladores de políticas del sector público, privado y de la sociedad civil, en países de todos los niveles de ingresos. La información compartida incluye la frecuencia, intensidad y duración de la actividad física, así como los riesgos de un comportamiento sedentario (apéndice 3). La adhesión a estas recomendaciones puede producir importantes beneficios para la salud y mitigar los riesgos.

Se requieren políticas de apoyo a la práctica de ejercicio, ya que a muchas personas les resulta difícil cumplir las directrices debido a la falta de tiempo para practicar deportes o actividad física, de infraestructuras o espacios adecuados y seguros, y en el caso de las mujeres, por el cuidado de los niños y niñas y las tareas domésticas.

Políticas de actividad física en las escuelas

Las clases diarias de actividad física en entornos educativos pueden incrementar los niveles de actividad de los estudiantes en más de 20 minutos, mientras que las actividades extracurriculares pueden incrementar la actividad física en hasta 25 minutos diarios. Los recreos, con actividades físicas y el fomento de medios de transporte de desplazamiento activo entre los alumnos, también pueden ser eficaces. Entre los principales retos se incluyen la falta de tiempo y espacio en las escuelas para llevar a cabo estas actividades, y los recursos humanos y financieros necesarios para la aplicación o la mejora de las iniciativas ofrecidas.

Políticas de entornos activos

La OMS recomienda integrar las políticas de transporte y planificación urbana, mejorar las vías para caminar y andar en bicicleta, y reforzar la seguridad vial. Los datos indican que la motivación y el nivel de actividad física se asocian con la disponibilidad de infraestructuras en el hogar y cerca de él y con la seguridad del entorno. Es por eso que, las políticas relacionadas con el diseño urbano y comunitario, los carriles para bicicletas y la mejora de las calles y aceras, fomentan la actividad física. Las políticas que apoyan la existencia de parques, plazas y zonas verdes también contribuyen a aumentar los niveles de actividad física.

Entre los retos a los que se enfrentan este tipo de medidas, se incluyen garantizar el acceso universal y equitativo a las infraestructuras, realizar evaluaciones de la zona y la comunidad para identificar las necesidades de la población. Además, diseñar espacios adecuados, y la incorporación de un enfoque de la salud en el diseño urbano. La seguridad vial, así como la planificación y el mantenimiento de las zonas construidas, como parques, plazas y carriles para bicicletas, son otras posibles dificultades.

Programas en el lugar de trabajo

Teniendo en cuenta la gran cantidad de horas que pasamos en el lugar de trabajo, este puede ser fundamental para promover la alimentación saludable y la actividad física en la población adulta. Las pruebas demuestran la eficacia de las intervenciones con un enfoque integral, es decir, aquellas que abarcan la educación, el apoyo y los recordatorios nutricionales, junto con incentivos y acceso a instalaciones de actividad física, entre otros. También promover el uso de escaleras en lugar de utilizar los ascensores y el uso de medios de transporte de desplazamiento activo. Entre los retos se incluyen la falta de tiempo y espacio para muchos trabajadores y trabajadoras, las dificultades de financiación de los programas para pequeñas empresas y la falta de asociaciones público-privadas para desarrollar este tipo de iniciativas.

Campañas de comunicación y marketing social para la actividad física

En todos los entornos, incluidas las escuelas, los lugares de trabajo y las comunidades, y con el fin de que se adopte un enfoque de por vida, se puede contemplar y divulgar información para la concientización y la promoción del cambio de hábitos, así como comunicar los beneficios de la actividad física para la salud y el bienestar. Entre las intervenciones, se encuentran las campañas en la comunidad y los eventos de participación masiva. La OCDE estima que por cada dólar invertido en campañas sobre la obesidad en los medios de comunicación se obtiene un retorno de cuatro dólares.

Apoyo a la salud mental

Existe relación entre la salud mental y el consumo de alimentos con un alto contenido en grasas, azúcares y sal, lo que favorece el aumento de peso. Muchas personas con obesidad no hacen ejercicio y, por lo tanto, no obtienen los posibles beneficios psicológicos. La obesidad es tanto una causa como un efecto de los problemas de salud mental; no obstante, el diagnóstico, manejo y seguimiento a largo plazo del aspecto de salud mental, deja mucho que desear. Entre los retos se incluyen la falta de concientización, los recursos y la estigmatización.

Tratamiento médico y manejo quirúrgico de la obesidad

La obesidad es una enfermedad crónica que requiere un apoyo continuo con un modelo de atención crónica y planes individualizados que respalden el cambio de conducta. En las opciones de manejo médico, se deben incluir planes de nutrición, actividad física y apoyo fisiológico, ya que la adopción de una dieta saludable requiere la incorporación a largo plazo de pequeños cambios de conducta importantes y sostenibles.

El tratamiento de la obesidad, que suele tener lugar a nivel individual, debe tener en cuenta tres aspectos: la dieta, la actividad física y la salud mental del paciente. Aunque existen efectivos fármacos y cirugía muy efectivos para el tratamiento de la obesidad, es fundamental que los pacientes puedan mejorar su alimentación y aumentar su actividad física.

En el caso de pacientes con obesidad mórbida, puede considerarse el tratamiento quirúrgico asociada a terapia médico-nutricional, actividad física e intervenciones psicológicas. La decisión sobre el tipo de cirugía debe tomarse en colaboración con un equipo multidisciplinario, alcanzando un equilibrio entre las expectativas del paciente, su salud y los beneficios y riesgos esperados de la cirugía.

Asimismo, es importante mejorar la formación en el tratamiento de la obesidad de los profesionales de la salud en los programas de pregrado y posgrado, lo que puede ayudar a optimizar el manejo de los pacientes que viven con obesidad y sus comorbilidades asociadas.

Desafíos en la implementación de políticas: lo que falta

Una implementación exitosa de estas políticas requiere de un marco que contemple la formulación, implementación y evaluación de políticas para prevención y tratamiento de obesidad. Así también, es muy importante la colaboración multisectorial, el compromiso político y la cooperación de la industria. Algunos de los principales desafíos tienen relación con los procesos de las políticas públicas.

Impulsores de la formulación de una política

Según la teoría de las corrientes políticas de *Kingdon*, para que se produzca un cambio en las políticas, se debe abrir una «ventana de oportunidad», lo que tiene lugar cuando surgen tres aspectos a nivel nacional o global: los problemas, la política y la convergencia de políticas. Cuando se dan las tres, se abre una ventana de oportunidad que facilita el cambio en las políticas.

El «problema» debe definirse mediante un «análisis de la situación», teniendo en cuenta la cultura y las normas de la sociedad en cuestión, así como las oportunidades y los obstáculos locales, que definen las respuestas

aceptables. Por otro lado, la «política» necesita un emprendedor político, definido como un agente de cambio influyente. Los emprendedores políticos vinculan diversos grupos, promueven sus ideas y encaminan el debate sobre las soluciones políticas, con lo que involucran a los agentes relevantes y al público, y crean coaliciones para respaldar los cambios políticos propuestos.

Estas políticas deben definir el problema que pretende abarcar y contar con la convergencia con otras políticas y la participación de todos los sectores y actores del sistema alimentario.

Existen políticas basadas en evidencia y planes de control de la obesidad, basados en las orientaciones de la OMS, que son promovidos tanto por los gobiernos como por las organizaciones de la sociedad civil. Sin embargo, es necesario contar con el apoyo de todos los actores y sectores del sector público y del sistema alimentario, incluyendo al sector económico y a la industria.

Sistema de Vigilancia y Monitoreo

Otros retos para las políticas sobre la obesidad son los sistemas de vigilancia de la nutrición y la obesidad, así como el monitoreo y la evaluación de las políticas y los programas para respaldar sus efectos en la prevención y el control de la obesidad.

El seguimiento, que permite realizar comparaciones internacionales tiene lugar a través de las encuestas de factores de riesgo de enfermedades no transmisibles STEPwise de la OMS, que se han llevado a cabo en 114 países. En el caso de los niños y niñas de 13 a 17 años, a través de la encuesta mundial de salud escolar de la OMS/CDC, que se ha llevado a cabo en 101 países.

La mayoría de los países cuentan con clínicas de salud materno-infantil que realizan un seguimiento de la estatura y el peso de los niños de hasta 5 años. Sin embargo, no se realiza un seguimiento de la obesidad entre los 5 y los 13 años de edad. No se ha elaborado ni se utiliza ningún cuestionario de frecuencia alimentaria estandarizado a nivel mundial. Por lo general, la obesidad se evalúa mediante el IMC, que es sencillo de medir, pero no distingue la masa muscular de la grasa. Sin embargo, las medidas del porcentaje de grasa corporal son complejas y no son adecuadas para el control a nivel de la población. Debemos promover la rutinaria medición del perímetro de la cintura o el índice cintura-altura como un indicador de grasa abdominal.

Evaluación de políticas

A la hora de evaluar el impacto de las políticas alimentarias o de actividad física uno de los principales desafíos es el presupuesto para realizar evaluaciones. La financiación es escasa. Se necesita, urgentemente, un enfoque más exhaustivo y riguroso para evaluar los programas y las políticas en diferentes lugares y entre diferentes poblaciones, así como las prácticas recomendadas de aplicación.

Referencias

1. Arrúa, A., Machín, L., Curutchet, M., et al. Warnings as a directive front-of-pack nutrition labelling scheme: Comparison with the Guideline Daily Amount and traffic-light systems. Public Health Nutrition, 2017; 20(13), 2308-2317. doi:10.1017/S1368980017000866.

2. Avila, C., Holloway, A., Hahn, M., et al. An Overview of Links Between Obesity and Mental Health. Health Services and Programs. 2015; https://link.springer.com/article/10.1007/s13679-015-0164-9 .

3. Barros, C., and Zacarías, N. Ley de Etiquetado: ¿Sin sellos es más sano? 2018; https://comunicaciones.udd.cl/periodismo/files/2018/11/Ley_de_Etiquetado.pdf .

4. Basto-Abreu A., Torres-Álvarez, R., Reyes-Sánchez, F, et al. Predicting obesity reduction after implementing warning labels in Mexico: A modeling study. PLoS Med, 2020; 17(7): e1003221.https://pubmed.ncbi.nlm.nih.gov/32722682/.

5. Bazerghi, C., McKay, F. H., & Dunn, M. The Role of Food Banks in Addressing Food Insecurity: A Systematic Review. Journal of community health, 2016; 41(4), 732–740. https://doi.org/10.1007/s10900-015-0147-5.

6. Binns, C.,Lee M.,Yung Low.,W. The Long-Term Public Health Benefits of Breastfeeding. 2016; https://pubmed.ncbi.nlm.nih.gov/26792873/.

7. Boyland EJ, Nolan S, Kelly B, Tudur-Smith C, Jones A, Halford JC, Robinson E. Advertising as a cue to consume: a systematic review and meta-analysis of the effects of acute exposure to unhealthy food and nonalcoholic beverage advertising on intake in children and adults. Am J Clin Nutr. 2016 Feb;103(2):519-33. doi: 10.3945/ajcn.115.120022. Epub 2016 Jan 20. PMID: 26791177.

8. Caro, J. C., Corvalán, C., Reyes, M., Silva, A., Popkin, B., & Taillie, L. S. Chile's 2014 sugar-sweetened beverage tax and changes in prices and purchases of sugar-sweetened beverages: An observational study in an urban environment. PLoS medicine, 2018; 15(7), e1002597. https://doi.org/10.1371/journal.pmed.1002597.

9. Carreño, P. and Silva, A. "Fruit and vegetable expenditure disparities: evidence from Chile", British Food Journal, 2019; Vol. 121 No. 6, pp. 1203-1219. https://doi.org/10.1108/BFJ-06-2018-0365.

10. Centres for Disease Control and Prevention (CDC) Global School-based Student Health surveyhttps://www.cdc.gov/gshs/countries/index.htm. CEPAL Encadenamiento productivo y circuitos cortos: innovaciones en esquemas de producción y comercialización para la agricultura familiar.

Serie: Documentos de proyectos No. 711, Santiago. 2016; https://repositorio.cepal.org/handle/11362/40688.

11. Cohen, DA. McKenzie, TL. Sehgal, A. Williamson, S. Golinelli, D. Lurie, N. Contribution of Public Parks to Physical Activity American Journal of Public Health 2007; 97, 509_514, https://doi.org/10.2105/AJPH.2005.072447.

12. Colchero, MA, Molina, M, Guerrero-López, CM. After Mexico Implemented a Tax, Purchases of Sugar-Sweetened Beverages Decreased and Water Increased: Difference by Place of Residence, Household Composition, and Income Level, The Journal of Nutrition, 2017; Volume 147, Issue 8 https://doi.org/10.3945/jn.117.25189.

13. De Bourdeaudhuij, I., Van Cauwenberghe, E., Spittaels, H, et al. School-based interventions promoting both physical activity and healthy eating in Europe: a systematic review within the HOPE project. Obesity reviews : an official journal of the International Association for the Study of Obesity, 2011; 12(3), 205–216. https://doi.org/10.1111/j.1467-789X.2009.00711.x

14. Dean, A.,G Cotton, W.,R Peralta. Teaching approaches and strategies that promote healthy eating in primary school children: a systematic review and meta analysis 2015; https://ijbnpa.biomedcentral.com/articles/10.1186/s12966-015-0182-8.

15. Dietz, W. H., Solomon, L. S., Pronk, N, et al. An Integrated Framework For The Prevention And Treatment Of Obesity And Its Related Chronic Diseases. Health affairs (Project Hope), 2015; 34(9), 1456–1463. https://doi.org/10.1377/hlthaff.2015.0371.

16. Dillman Carpentier FR, Correa T, Reyes M, Taillie LS. Evaluating the impact of Chile's marketing regulation of unhealthy foods and beverages: pre-school and adolescent children's changes in exposure to food advertising on television. Public Health Nutr. 2020;23(4):747-755. doi:10.1017/S1368980019003355.

17. Ding Ding, Kenny D Lawson, Tracy L Kolbe-Alexander, etal. The economic burden of physical inactivity: a global analysis of major non-communicable diseases, The Lancet, 2016; Volume 388, Issue 10051. https://doi.org/10.1016/S0140-6736(16)30383-X.

18. Dobbs R., Sawers C., Thompson F., Manyika J., Woetzel J.R., Child P., McKenna S., Spatharou A. (2014) Overcoming Obesity: An Initial Economic Analysis. McKinsey Global Institute; Jakarta, Indonesia.

19. Donaldson, E. Advocating for Sugar-sweetened Beverage Taxation: A Case Study of Mexico, Johns Hopkins Bloomberg School of Public Health. Available at 2015; https://www.jhsph.edu/departments/health-behavior-and-society/_pdf/Advocating_For_

Sugar_Sweetened_Beverage_Taxation. pdf

20. Dudley, D, Cotton, W, Peralta, L & Werkhoven, T. The effect of teacher-delivered nutrition education programs on elementary-aged students: An updated systematic review and meta-analysis. Preventive Medicine Reports, 2020; Volume 20. https://doi.org/10.1016/j.pmedr.2020.101178.

21. Evans, A., Jennings, R., Smiley, A. W, et al. et al. Introduction of farm stands in low-income communities increases fruit and vegetable among community residents. Health & Place, 18, 1137–1143. 2012; https://www.sciencedirect. com/science/article/pii/S135382921200069X?via%3Dihub.

22. FAO, OPS, WFP & UNICEF. Panorama de la seguridad alimentaria y nutricional en América Latina y el Caribe 2018. Santiago. 2018; http://www.fao.org/3/CA2127ES/ca2127es.pdf.

23. FAO, IFAD, UNICEF, WFP and WHO. The State of Food Security and Nutrition in the World 2020. Transforming food systems for affordable healthy diets. Rome, FAO. 2020; https://doi.org/10.4060/ca9692en.

24. Gelius, Peter & Messing, Sven & Goodwin, Lee & Schow, Diana & Abu-Omar, Karim. What are effective policies for promoting physical activity? A systematic review of reviews. Preventive Medicine Reports. 2020; 18. 101095. 10.1016/j.pmedr.2020.101095.

25. Grimm, E. R., & Steinle, N. I. Genetics of eating behavior: established and emerging concepts. Nutrition reviews, 2011; 69(1), 52–60. https://doi.org/10.1111/j.1753-4887.2010.00361.x.

26. Gorski MT, Roberto CA. Public health policies to encourage healthy eating habits: recent perspectives. J Healthc Leadersh. 2015;7:81-90. Published 2015 Sep 23. doi:10.2147/JHL.S69188.

27. Hatfield, D. P., & Chomitz, V. R. Increasing Children's Physical Activity During the School Day. Current obesity reports, 2015; 4(2), 147–156. https://doi.org/10.1007/s13679-015-0159-6.

28. Herforth, A., Arimond, M., Álvarez-Sánchez, C., Coates, J., Christianson, K., Muehlhoff. A Global Review of Food-Based Dietary Guidelines. Advances in Nutrition, 2019; Volume 10, Issue 4, July 2019, Pages 590–605, https://doi.org/10.1093/advances/nmy130.

29. Karim Abu-Omar, Alfred Rütten, Ionuţ Burlacu, Valentin Schätzlein, Sven Messing, Marc Suhrcke The cost-effectiveness of physical activity interventions: A systematic review of reviews, Preventive Medicine Reports, 2017; Volume 8, Pages 72-78, ISSN 2211-3355, https://doi.org/10.1016/j.pmedr.2017.08.006.

30. Kraak VI, Rincón-Gallardo Patiño S, Sacks G. An accountability evaluation for the International Food & Beverage Alliance's Global Policy on Marketing Communications to Children to reduce obesity: A narrative review to inform

policy. Obes Rev. 2019 Nov;20 Suppl 2:90-106. doi: 10.1111/obr.12859. Epub 2019 Apr 29. PMID: 31034139.

31. Malik, V. S., Popkin, B. M., Bray, G. A., Després, J. P., & Hu, F. B. Sugar-sweetened beverages, obesity, type 2 diabetes mellitus, and cardiovascular diseaserisk. Circulation, 2010; 121(11),1356–1364. https://doi.org/10.1161/CIRCULATIONAHA.109.876185.

32. Micha, R., Karageorgou, D., Bakogianni, I, et al. Effectiveness of school food environment policies on children's dietary behaviors: A systematic review and meta-analysis. PloS one, 2018; 13(3), e0194555. https://doi.org/10.1371/journal.pone.0194555.

33. Massi, C., Sutherland, S., Källesål ,C.,Peña, S. Impact of the Food-Labeling and Advertising Law Banning Competitive Food and Beverages in Chilean Public Schools, 2014-2016, 2019; https://pubmed.ncbi.nlm.nih.gov/31318604/.

34. Nakamura, R., Mirelman, A. J., Cuadrado, C., Silva-Illanes, N., Dunstan, J., & Suhrcke, M. Evaluating the 2014 sugar-sweetened beverage tax in Chile: An observational study in urban areas. PLoS medicine, 2018; 15(7), e1002596. https://doi.org/10.1371/journal.pmed.1002596.

35. NCD Risk Factor Collaboration (NCD-RisC), Worldwide trends in body-mass index, underweight, overweight, and obesity from 1975 to 2016: a pooled analysis of 2416 population-based measurement studies in 128·9 million children, adolescents, and adults. Lancet. Dec 2017; 16;390(10113):2627-2642. doi: 10.1016/S0140-6736(17)32129-3.

36. OECD, The Heavy Burden of Obesity: The Economics of Prevention, OECD Health Policy Studies, OECD Publishing, Paris, 2019; https://doi.org/10.1787/67450d67-en.

37. Pan-American Health Organization Front-of-package labeling as a policy tool for the prevention of noncommunicable diseases in the Americas, PAHO/NMH/RF/20-0033 2020; https://iris.paho.org/bitstream/handle/10665.2/52740/PAHONMHRF200033_eng.pdf?sequence=6&isAllowed=y.

38. Paraje, G., Colchero, A., Wlasiuk, J. M., Martner Sota, A. y Popkin, B. M. 2021. The effects of the Chilean food policy package on aggregate employment and real wages. Food Policy, 100: 102016.

39. Pedersen SD, Manjoo P, Wharton S. Canadian Adult Obesity Clinical Practice Guidelines: Pharmacotherapy in Obesity Management. Available from: https://obesitycanada.ca/guidelines/pharmacotherapy.

40. Popkin, B. M., & Hawkes, C. Sweetening of the global diet, particularly beverages: patterns, trends, and policy responses. The lancet. Diabetes & endocrinology, 2016; 4(2), 174–186. https://doi.

org/10.1016/S2213-8587(15)00419-2

41. Powell, L. M., & Chaloupka, F. J. Food prices and obesity: evidence and policy implications for taxes and subsidies. The Milbank quarterly, 2009; 87(1), 229–257. https://doi.org/10.1111/j.1468-0009.2009.00554.x.

42. Powell, L. M., Chriqui, J. F., Khan, T., Wada, R., & Chaloupka, F. J. Assessing the potential effectiveness of food and beverage taxes and subsidies for improving public health: a systematic review of prices, demand and body weight outcomes. Obesity reviews : an official journal of the International Association for the Study of Obesity, 2013; 14(2), 110–128. https://doi.org/10.1111/obr.12002.

43. Roundtable on Obesity Solutions; Food and Nutrition Board; Institute of Medicine. Physical Activity: Moving Toward Obesity Solutions: Workshop Summary. Washington (DC): National Academies Press (US); 2015 Nov 10. 5, Policy Strategies for Promoting Physical Activity. Available from: https://www.ncbi.nlm.nih.gov/books/NBK333465/#.

44. Sacks, G., Swinburn, B., & Lawrence, M. Obesity Policy Action framework and analysis grids for a comprehensive policy approach to reducing obesity. Obesity reviews : an official journal of the International Association for the Study of Obesity, 2009; 10(1), 76–86. https://doi.org/10.1111/j.1467-789X.2008.00524.x.

45. Safia S Jiwani, Rodrigo M Carrillo-Larco, Akram Hernández-Vásquez et al. The shift of obesity burden by socioeconomic status between 1998 and 2017 in Latin America and the Caribbean: a cross-sectional series study, The Lancet Global Health, 2019; Volume 7, Issue 12, https://doi.org/10.1016/S2214-109X(19)30421-8.

46. Santacoloma, P., Telemans, B., Mattioni, D, et al. (2020) Promoting sustainable and inclusive value chains for fruits and vegetables -Policy review: a background paper for the FAO/WHO International Workshops of Fruits and Vegetables. Santiago: Corporación Actuemos.

47. Santivañez T et al. Reflexiones sobre el sistema alimentario y perspectivas para alcanzar su sostenibilidad en América Latina y el Caribe. Organización de las Naciones Unidas para la Alimentación y la Agricultura 2017; http://www.fao.org/3/a-i7053s.pdf.

48. Shekar, Meera, and Barry Popkin, eds. Obesity:Health and Economic Consequences of an Impending Global Challenge. Human Development Perspectivesseries. Washington, DC: World Bank. 2020; doi:10.1596/978-1-4648-1491-4.

49. Smith, R., Kelly, B., Yeatman, H., & Boyland, E. Food Marketing Influences Children's Attitudes, Preferences and Consumption: A Systematic Critical Review. Nutrients, 2019; 11(4), 875. https://doi.org/10.3390/nu11040875.

50. Taillie LS, Reyes M, Colchero MA, Popkin B, Corvalán C. An evaluation of Chile's Law of Food Labeling and Advertising on sugar-sweetened beverage purchases from 2015 to 2017: A before-and-after study. PLoS Med 2020; 17(2): e1003015. https://doi.org/10.1371/journal.pmed.1003015.

51. Tate, D. F., Turner-McGrievy, G., Lyons, E, et al. Replacing caloric beverages with water or diet beverages for weight loss in adults: main results of the Choose Healthy Options Consciously Everyday (CHOICE) randomized clinical trial. The American journal of clinical nutrition, 2012; 95(3), 555–563. https://doi.org/10.3945/ajcn.111.026278.

52. Unwin N, Samuels TA, Hassell T, Brownson RC, Guell C. The Development of Public Policies to Address Non-communicable Diseases in the Caribbean Country of Barbados: The Importance of Problem Framing and Policy Entrepreneurs. Int J Health Policy Manag. 2017 Feb 1;6(2):71-82. doi: 10.15171/ijhpm.2016.74. PMID: 28812782; PMCID: PMC5287932.

53. Vallis TM, Macklin D, Russell-Mayhew S. Canadian Adult Obesity Clinical Practice Guidelines: Effective Psychological and Behavioural Interventions in Obesity Management. Available from: https://obesitycanada.ca/guidelines/behavioural.

54. Vandevijvere, S., Dominick, C., Devi, A., Swinburn, B., & International Network for Food and Obesity/non-communicable diseases Research, Monitoring and Action Support. The healthy food environment policy index: findings of an expert panel in New Zealand. Bulletin of the World Health Organization, 2015; 93(5), 294–302. https://doi.org/10.2471/BLT.14.145540.

55. Wang, Y., Xue, H., Sun, M., Zhu, X., Zhao, L., & Yang, Y.. Prevention and control of obesity in China. The Lancet. Global health, 2019; 7(9), e1166–e1167. https://doi.org/10.1016/S2214-109X(19)30276-1.

56. Welker, E., Lott, M., & Story, M.. The School Food Environment and Obesity Prevention: Progress Over the Last Decade. Current obesity reports, 2016; 5(2), 145–155. https://doi.org/10.1007/s13679-016-0204-0.

57. WHO Regional Office for Europe. Steps to health: a European framework to promote physical activity for health. Copenhagen: WHO Regional Office for Europe. 2007; https://apps.who.int/iris/handle/10665/107830.

58. WHO Set of Recommendations on the Marketing of Foods and Non-Alcoholic Beverages to Children. WHO Library Cataloguing-in-Publication Data 2010; https://apps.who.int/iris/bitstream/handle/10665/44416/9789241500210_eng.pdf;jsessionid=6C0126416F-565737D66E7812AE46DD2E?sequence=1.

59. WHO. Chapter 1: Burden: mortality, morbidity and risk factors. Global status report on noncommunicable diseases 2010; http://www.who.int/nmh/publications/ncd_report_chapter1.pdf .

60. WHOEvaluating implementation of the WHO Set of Recommendations on the marketing of foods and non-alcoholic beverages to children. 2018; https://www.euro.who.int/__data/assets/pdf_file/0003/384015/food-marketing-kids-eng.pdf.

61. World Health Organization. Global action plan on physical activity 2018–2030: more active people for a healthier world. World Health Organization. 2018; https://apps.who.int/iris/handle/10665/272722.

62. WHO (2019) Health Taxes: A Primer. WHO/UHC/HGF/Policy brief 19.7

63. World Health Organization Nota descriptiva: Actividad física. 2020a; https://www.who.int/es/news-room/fact-sheets/detail/physical-activity.

64. WHO Non communicable diseases and their risk factors: STEPS country reports https://www.who.int/ncds/surveillance/steps/reports/en/.

65. World Health Organization. Global Recommendations on Physical Activity for Health. 2020b; https://www.who.int/publications/i/item/9789241599979.

66. White, M. & Barquera, S. Mexico Adopts Food Warning Labels, Why Now?, Health Systems & Reform, 2020; 6:1, DOI: 10.1080/23288604.2020.1752063.

67. Woodruff RC, Coleman A, Hermstad AK, Honeycutt S, Munoz J, Loh L, et al. Increasing Community Access to Fresh Fruits and Vegetables: A Case Study of the Farm Fresh Market Pilot Program in Cobb County, Georgia. Prev Chronic Dis 2016;13:150442. DOI: http://dx.doi.org/10.5888/pcd13.150442.

Apéndice 1: Estudio de caso - Etiquetado en la parte frontal del envase en Chile y México

	CHILE	MÉXICO
AÑO	2016	2020
DESCRIPCIÓN	La ley chilena 20.606 sobre el etiquetado y la publicidad de alimentos incluye cuatro medidas: 1) Etiquetado obligatorio en la parte frontal del envase, en forma de octágonos negros, en los alimentos que se consideren con alto contenido en calorías, azúcares, sodio o grasas saturadas. 2) Restricción de la publicidad dirigida a los menores de catorce años de alimentos con alto contenido en calorías, azúcares, sodio o grasas saturadas. 3) Prohibición de la venta de alimentos «con alto contenido en» en los centros educativos (escuelas primarias y secundarias, así como centros preescolares). 4) Educación sobre nutrición y actividad física en las escuelas.	• La ley mexicana de etiquetado de alimentos, conocida como NOM-051, también contempla el etiquetado en la parte frontal del envase en forma de octágonos negros para los alimentos con alto contenido en calorías, azúcares, sal, grasas saturadas y grasas trans. • Los sellos muestran las frase «Alto en» seguida del nutriente crítico. • También se establece el uso de etiquetas de advertencia para los alimentos que contienen edulcorantes no calóricos o cafeína, con las frases «No recomendable en niños» y «Evitar en niños», respectivamente (White y Barquera, 2020).
CONSECUENCIAS	• El consumo de bebidas azucaradas disminuyó en un 23,7% per cápita tras la aplicación de la ley (Taillie et al, 2020). • La exposición a publicidad de alimentos poco saludables descendió en un 35% en preescolares y en un 52% en adolescentes (Dillman et al, 2020). • Se reformularon varios grupos de alimentos y bebidas envasados, con una disminución significativa de las cantidades de azúcares y sal para evitar la colocación de sellos en sus productos (Reyes et al 2020).	• Es demasiado pronto para determinar los efectos a largo plazo de la legislación mexicana. • La inclusión de un sello para edulcorantes no calóricos representa un avance, ya que una de las críticas a la ley de alimentos chilena era que los productos con alto contenido en azúcares simplemente se reformulaban con edulcorantes alternativos para evitar los sellos (Barros y Zacarías, 2018). • Una estimación de cambios esperados de esta política en la ingesta calórica, la prevalencia de obesidad y sobrepeso y reducción de costos directos e indirectos en la obesidad, concluyó que a 5 años de su implementación se podrán reducir 1.3 millones de casos de obesidad y 1.800 millones de dólares estadounidenses (USD) en costos de atención en salud (Basto-Abreu et al, 2020).

Apéndice 2: Estudio de caso - Impuestos sobre las bebidas azucaradas en Chile y México

	CHILE	MÉXICO
AÑO	2014	2013
DESCRIPCIÓN	• Chile subió los impuestos sobre las bebidas azucaradas con una concentración de azúcares igual o superior a 6,25 g por 100 ml del 13% al 18%. • También redujo los impuestos sobre las bebidas azucaradas con una concentración inferior de azúcares del 13% al 10%, lo que equivale a una diferencia del 8% en el precio (Nakamura et al, 2018).	• México introdujo un impuesto de un peso mexicano por litro, que corresponde a un aumento de aproximadamente el 10% con respecto al precio de 2013 (Donaldson, 2015).
CONSECUEN-CIAS	• El volumen mensual de compras de bebidas azucaradas más gravadas disminuyó un 21,6% (Nakamura et al, 2018) . • Los hogares de ingresos elevados vieron mayores disminuciones en las compras de bebidas azucaradas más gravadas en comparación con los hogares de ingresos bajos (Caro et al, 2018). • Aumentaron las compras de bebidas azucaradas menos gravadas(Caro et al, 2018).	• Las compras de bebidas azucaradas habían disminuido un 12% en diciembre de 2014 (Popkin y Hawkes, 2016). • Todos los grupos socioeconómicos redujeron su consumo de bebidas gravadas, pero las reducciones fueron mayores en las familias de niveles socioeconómicos inferiores (Popkin y Hawkes, 2016). • Se produjo un aumento del 16,2% en la compra de agua (Colchero et al, 2017).

Apéndice 3: Recomendaciones mundiales sobre actividad física para la salud de la Organización Mundial de la Salud (2020)

En un día de 24 horas, los bebés (menores de 1 año) deberían:	• Mantenerse físicamente activos varias veces al día de diversas maneras. • Pasar 30 minutos en posición decúbito prono (boca abajo) repartidos a lo largo del día mientras están despiertos. • No estar sujetos durante más de una hora seguida. • No se recomienda el uso de pantallas. • Disfrutar de 14-17 horas (0-3 meses de edad) o 12-16 horas (4-11 meses de edad) de sueño de buena calidad, incluidas las siestas.

En un día de 24 horas, los niños de 1 a 2 años deberían:	• Pasar al menos 180 minutos realizando diversos tipos de actividades físicas a cualquier intensidad.
	• Tener tiempo sedentario para gritar.
	   o Para los niños de 1 año, no se recomienda el tiempo de pantalla sedentario.
	   o Para los de 2 años, no más de 1 hora.
	• Disfrutar de 11-14 horas de sueño de buena calidad, incluidas las siestas.

En un día de 24 horas, los niños de 3 a 4 años deberían:	• Pasar al menos 180 minutos realizando diversos tipos de actividades físicas a cualquier intensidad. • No estar sujetos durante más de una hora seguida. • El tiempo de pantalla sedentario no debe ser superior a 1 hora; cuanto menos, mejor. • Disfrutar de entre 10 y 13 horas de sueño de buena calidad, que puede incluir una siesta, y echarse a dormir y despertarse a horas regulares.
Niños y adolescentes de 5 a 17 años	• Al menos una media de 60 minutos al día de actividad de intensidad moderada a vigorosa. • Fortalecer los músculos y los huesos al menos 3 días a la semana. • Limitar el tiempo de sedentarismo.
Adultos de 18 a 64 años	• Al menos 150-300 minutos de actividad de intensidad moderada o al menos 75-150 minutos de actividad de intensidad vigorosa a la semana. • Actividades de fortalecimiento muscular de intensidad moderada o superior que ejerciten todos los grupos musculares principales durante 2 o más días a la semana. • Limitar el tiempo de sedentarismo.
Adultos de 65 años o más	• Lo mismo que para los adultos; y • Actividad física multicomponente que haga hincapié en el equilibrio funcional y el entrenamiento de fuerza para mejorar la capacidad funcional y prevenir caídas.
Mujeres embarazadas y puérperas	Todas las mujeres embarazadas y puérperas sin contraindicaciones deberían: • Realizar al menos 150 minutos de actividad de intensidad moderada. • Incorporar una variedad de actividades aeróbicas y de fortalecimiento muscular. • Limitar el tiempo de sedentarismo.

Nota: Las directrices también tienen en cuenta las recomendaciones para las personas con enfermedades crónicas y discapacidades.

Alguien que vive con obesidad

La obesidad es una condición recurrente crónica muy poco comprendida; algunos incluso dirían una enfermedad (yo lo haría). Durante muchos años, la sociedad ha considerado la obesidad como una opción de estilo de vida, piensan que es autoprovocada, debido a la falta de fuerza de voluntad de una persona, a la glotonería, a la falta de inteligencia o simplemente a la pereza.

La evidencia ahora nos muestra muy claramente que la obesidad está lejos de ser esto. Se han identificado más de 100 diferentes factores (*UK Gov Foresight report 2007*) causales de que una persona pueda desarrollar obesidad, que van desde factores sociales, ambientales, físicos, biológicos y psicológicos, por nombrar algunos. ¡Hasta el 70% de por qué alguien vive con obesidad puede deberse a la genética!

Siendo yo una persona que vive con obesidad, fue un gran momento cuando me di cuenta de esto, por primera vez, y después de más de 30 años pensando que yo misma era la causante de vivir con obesidad, ¡de repente me di cuenta de que no era mi culpa, podría dejar de culparme y odiarme a mí misma y podría dejar de sentirme como un fracaso! Fue como si me hubieran quitado un gran peso (disculpen el juego de palabras) y, por primera vez en mi vida, comencé a sentirme en paz conmigo misma. Ahora sé que tengo una condición crónica recurrente, que no hay una solución rápida, y es algo con lo que viviré y debo controlar por el resto de mi vida.

El motor detrás de mi participación en la defensa de la obesidad ha sido una oportunidad para educar a las personas sobre las verdaderas complejidades de la obesidad. Me esfuerzo por ayudar a las personas a darse cuenta de que no necesitan culparse a sí mismas, particularmente dado que los factores que contribuyen al hecho de que viven con obesidad están fuera de su control.

¡Quiero que más personas experimenten ese inspirador momento!

Es crucial contar con más recursos educativos y plataformas para crear conciencia sobre las complejidades de la obesidad. Gracias a la Federación Mundial de Obesidad por contribuir a la educación sobre la obesidad con un recurso que cuenta con aportes de muchos expertos mundiales en obesidad.

No tengo dudas de que este libro ayudará a profundizar el conocimiento social sobre la obesidad y sus complejidades. La pandemia de COVID-19 evidenció que la obesidad es más que un simple factor de riesgo de enfermedades no transmisibles.

Nunca ha habido un mejor momento para comenzar a cambiar esa narrativa.

Sarah Le Brocq
Defensora de la Obesidad y Directora
Ejecutiva de *The UK Obesity Charity*.